高敏敏 教你這樣吃

營養好、補最多、瘦最快！

自己就是全家人的
營養顧問

最權威營養師的餐桌日常和
營養懶人包大全

超人氣營養師
高敏敏 ／著

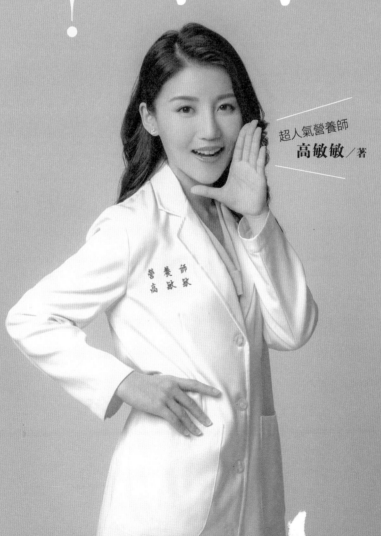

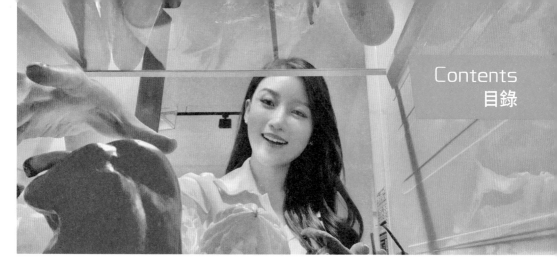

Contents
目錄

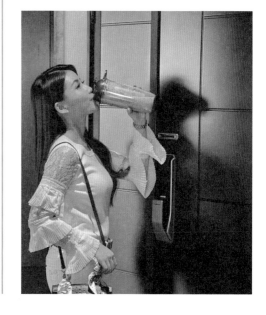

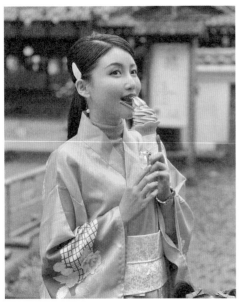

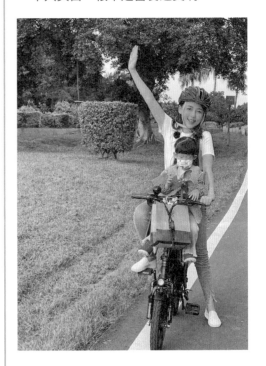

VOL.2

吃貨營養師的不怕胖料理

大方公開好身材是吃出來的！
史上吃最多、照樣激瘦的 16 種方法！

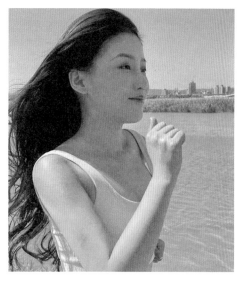

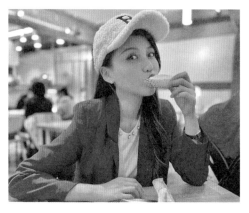

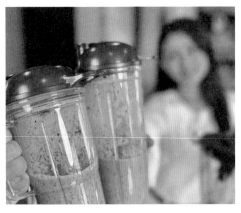

VOL.3

吃對營養從此不容易生病！

專家都這樣吃！
有效改善病痛的保健飲食法！

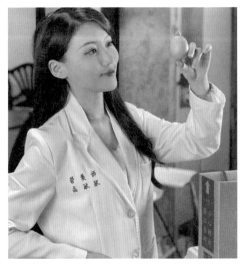

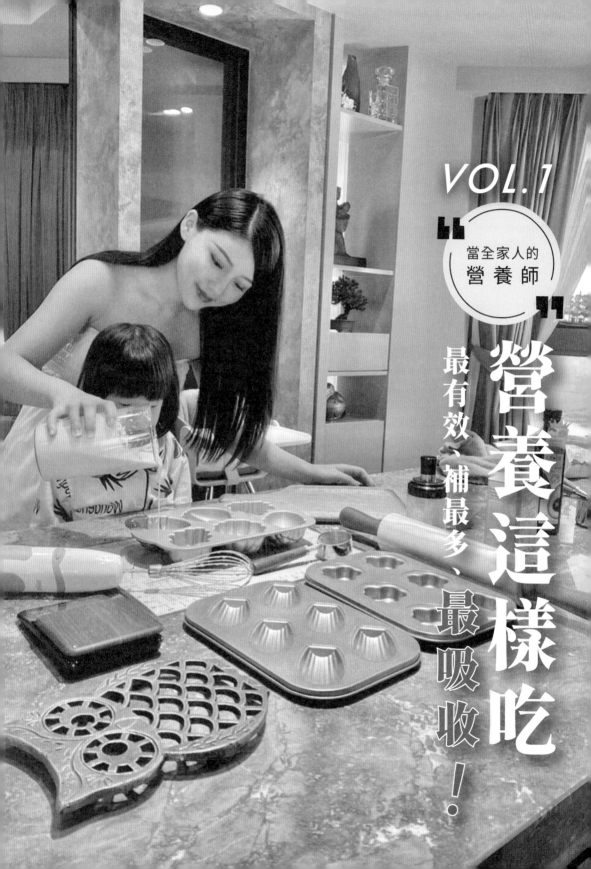

VOL. 1

"當全家人的**營養師**"

營養這樣吃

最有效、補最多、最吸收！

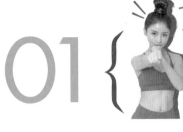

01 { 你絕對要知道的 15種「飲食陷阱」! }

　　大家都知道哪些食物對健康有益、哪些是垃圾食物不要碰，但很少聽到有人強調他**每日的食物類別**吃了多少、有沒有符合每日建議攝取量？其實營養師總是在強調的營養均衡，是包括「每日建議攝取量」、「份量控制」、「少吃垃圾食物」，和「多吃健康食物」所有串起來的。

　　而所謂的「飲食陷阱」，也不一定就是食物成份好壞，還有包含「是否吃足夠健康的食物」，國外曾研究過，有時候**健康食物攝取不足**，所帶來的**死亡風險可能比吃太多垃圾食物還要大！**所以要活得健康，就一定要了解哪些飲食方式是違背健康原則的陷阱和地雷喔！

飲食陷阱
① 鈉含量攝取過高

首先，衛福部建議每日鈉含量攝取勿超過2400mg，這個量**大約是 6g 的鹽**。「2400」這數字會不會看起來很多？或是很沒眞實感？以簡單 1 碗泡麵為例，市售泡麵大多都**超過 1500mg** 的鈉含量，有些甚至可能**超過 2000mg**，如果一天吃一碗，那只剩400~900mg 的額度可以使用，而隨便一個便當就會超過這個範圍了，更別說我們一天要吃三餐。

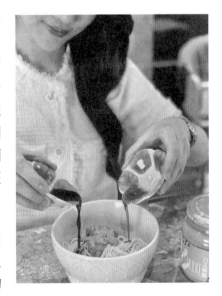

根據國民營養狀況變遷調查，以國、高中男生為例，每天的鈉攝取量分別為4899mg 及4962mg，這已經超過每日鈉建議攝取量的2 倍以上了！而 19~30 歲男性，平均每天的鈉攝取量也有 4494mg。卽使沒有營養調查，也能很明顯看出現代人都吃重鹹、重口味，如果鈉含量總是攝取過高，可能會導致高血壓、中風、心血管疾病等風險，也容易水腫，所以鈉含量攝可以說是影響健康最大的**飲食陷阱第一名**。

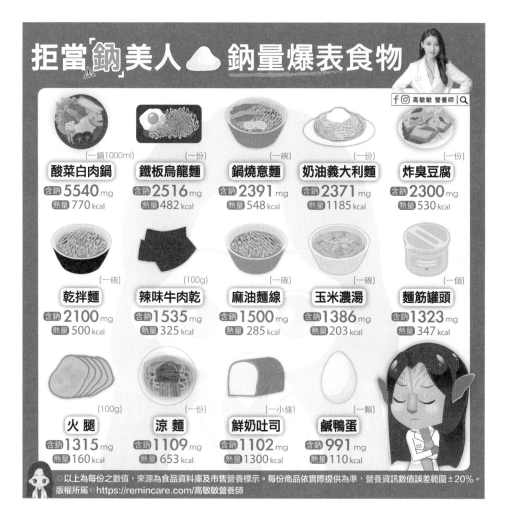

拒當「鈉」美人 鈉量爆表食物

f ⊙ 高敏敏 營養師 Q

酸菜白肉鍋 (一鍋1000ml)	鐵板烏龍麵 (一份)	鍋燒意麵 (一碗)	奶油義大利麵 (一份)	炸臭豆腐 (一份)
含鈉 5540 mg 熱量 770 kcal	含鈉 2516 mg 熱量 482 kcal	含鈉 2391 mg 熱量 548 kcal	含鈉 2371 mg 熱量 1185 kcal	含鈉 2300 mg 熱量 530 kcal

乾拌麵 (一碗)	辣味牛肉乾 (100g)	麻油麵線 (一碗)	玉米濃湯 (一碗)	麵筋罐頭 (一個)
含鈉 2100 mg 熱量 500 kcal	含鈉 1535 mg 熱量 325 kcal	含鈉 1500 mg 熱量 285 kcal	含鈉 1386 mg 熱量 203 kcal	含鈉 1323 mg 熱量 347 kcal

火腿 (100g)	涼麵 (一份)	鮮奶吐司 (一小條)	鹹鴨蛋 (一顆)
含鈉 1315 mg 熱量 160 kcal	含鈉 1109 mg 熱量 653 kcal	含鈉 1102 mg 熱量 1300 kcal	含鈉 991 mg 熱量 110 kcal

※ 以上為每份之數值，來源為食品資料庫及市售營養標示。每份商品依實際提供為準，營養資訊數值誤差範圍±20%。
版權所屬 © https://remincare.com/高敏敏營養師

飲食陷阱 2 沒有吃堅果種子類的習慣

根據國民健康署 2013 — 2016 國民營養健康調查結果發現，19~64 歲的成人每日平均堅果種子攝取不足 1 份的高達 **91%**，可以說是幾乎沒人有吃堅果種子類的習慣。

堅果種子中含有豐富的不飽和脂肪酸，可以降低心血管疾病的機率；礦物質鎂則能放鬆心情、舒緩情緒；維生素 E 對於滋潤皮膚、頭髮很有幫助。建議每餐吃 1 茶匙的堅果，也大約是大拇指第 1 指節的大小，推薦從腰果、開心果、花生、核桃、芝麻、栗子等攝取。

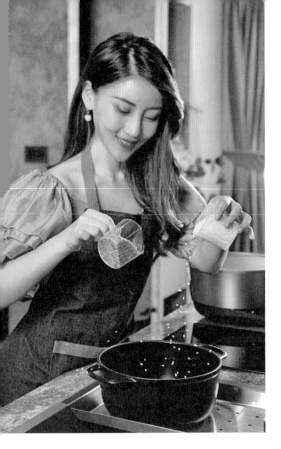

很多人都認為全穀類攝取等於澱粉攝取，因為擔心體重增加，所以對全穀類避之唯恐不及。但其實全穀是指未精製的穀類，因為保留著外殼的營養，除了有醣類、蛋白質，還有較多的膳食纖維、維生素 B 群、礦物質等。

其實只要**減少精緻澱粉的食用**，像是減少白飯、白麵條、麵包等，並以穀類、糙米、紫米、全燕麥、糙薏仁、綠豆、紅豆、玉米、南瓜、地瓜、蕎麥麵做代換，**不要攝取過量**，就能吃到豐富營養，也不用怕胖。

水果也是現代人常常忽略的食物，也常有人認為今天吃了蔬菜，那麼水果就不用特別吃，但其實**水果和蔬菜是無法互相取代的**，雖然都能攝取到維生素、膳食纖維等營養，但兩者的組成不同，少了一個都會造成飲食不均。

建議每人每天至少要吃 2 份水果，1 份大約是一個拳頭大，或是切一切放進碗中的量，並且選擇多彩水果，盡量不要偏食某一種才能吃到不同的營養成份。

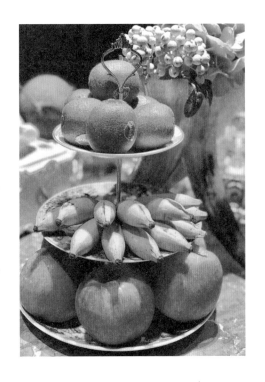

⑤ 蔬菜攝取不足

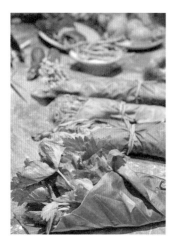

國民營養健康調查結果也發現，19~64 歲成人每日平均蔬菜攝取量不足 3 份的人**高達 86%**！飲食中缺乏蔬菜對我們身體有很大的影響，可能會補充不到膳食纖維，也可能會造成便秘，致癌機率也偏高；而蔬菜中富含各種維生素、植化素，缺少都會對健康造成極大的影響。提醒大家每天都要吃到 3 份蔬菜，每 1 份都比拳頭大一些，才會比較健康喔。

⑥ omega-3 脂肪酸不足

omega-3 脂肪酸也是常常被大家忽略的營養素！很多人在擇食上都會先以雞肉、豬肉、牛肉等為主，較少有人會選擇魚肉，但其實魚肉的營養超乎你想像。像是鮭魚、鯖魚、鯡魚，沙丁魚等，裡面都有豐富的 omega-3 脂肪酸，還有 DHA 和 EPA，這些都能**幫助身體降發炎**、保護心血管、**減緩憂鬱**、幫助記憶，進而才會有「吃魚能變聰明」的說法。

除了鮭魚等魚類之外，omega-3 脂肪酸也常見於種子類、花椰菜、豆腐、核桃、魚油等食品中，都是我不斷推薦的健康好食物，大家一定要記得多多均衡攝取。

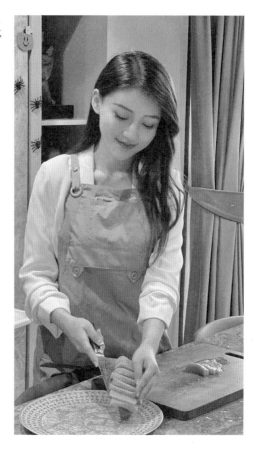

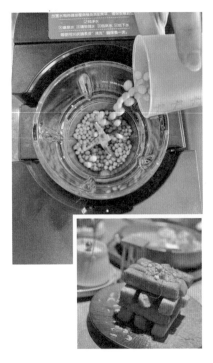

⑦ 豆類食物攝取不足

想想看，你有常吃豆類食物嗎？大豆做的食物，像是豆腐、豆干、豆漿、豆花等，都含有豐富蛋白質、大豆異黃酮、維生素 E、維生素 B 群，能幫助改善代謝及腸道環境。

雖然豆類營養價值高，不過要特別注意選擇豆腐時盡量以傳統**板豆腐、嫩豆腐**爲主，少選擇油豆腐或是百頁豆腐，因爲它們是用澱粉作爲黏著劑製成，還吸飽了油，熱量比一般豆腐高出許多，營養價值也比較低。豆花的選擇可以以無餡料或是無糖水的爲主，因爲餡料大多也是澱粉製成，加上糖水裡充滿精緻糖，對健康並沒有太大的幫助。

⑧ 乳品類攝取不足

鈣質缺乏一直台灣很多人的飲食問題之一！衛福部也建議每日需攝取 1.5~2 杯乳製品，鈣攝取量需達 1000mg，但國健署調查發現，高達 8、9 成的國人每天吃不到 1 份奶類！大家早晚可以各喝 1 杯牛奶，來滿足每日一半的鈣質所需，如果不喝牛奶，可以改爲**優酪乳或優格**，剩下的再從起司、乳酪、小魚乾、芝麻等食物補充。

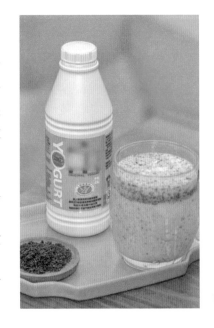

說到乳品類攝取，常有人問我：「營養師，我眞的不喜歡喝牛奶，我改喝豆漿可以嗎？」答案是：**不行！**雖說豆漿中有豐富的蛋白質、大豆異黃酮、維生素，但是它的**鈣質**比乳製品低非常多，若是要當作**蛋白質來源**我會很贊成，但如果要當作**鈣質來源**，恐怕要再深思一下了。

飲食陷阱 9 紅肉攝取過多

常聽到營養師說紅肉、白肉，到底要怎麼分辨？紅白肉的區別，主要看烹調前的肉色色澤，較紅的稱紅肉，較白則是白肉。肉之所以偏紅，是因為肉內的「**肌紅蛋白**」比例高，肌紅蛋白是存在肌肉內的蛋白質，負責貯存氧氣於肌肉內。紅肉像是牛肉、豬肉、羊肉；白肉像是雞鴨鵝肉、魚蝦貝類等。紅白肉的區分大致如此，但也有例外，比如說「**鮭魚**」肉色呈現橘紅，不過並非紅肉，鮭魚的紅色不是來自肌紅蛋白，而是含有類胡蘿蔔素的「**蝦紅素**」，因此屬於白肉。

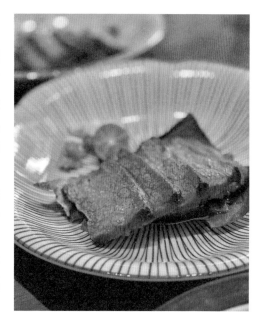

建議大家可以以白肉為主，紅肉為輔，因為相較於白肉，紅肉的**飽和脂肪**含量比較高，過多會造成膽固醇、脂肪、熱量的囤積，增加血栓、中風、心臟病等心血管疾病的風險，不過不是說不能吃，只是要適量攝取。

飲食陷阱 10 加工肉品過多

開頭有提到，「健康的飲食」吃不夠，造成疾病的機率比「吃垃圾食物」還要高，但這不代表你就可以「隨便吃」！

現代很多食物都充滿加工，尤其肉品更為琳瑯滿目，建議大家以原型肉品為主，減少像是漢堡肉、培根、香腸、臘肉、火腿等食物，除了攝取不到優質蛋白質，對健康的疑慮也非常大。尤其世衛組織（WHO）旗下的國際癌症研究機構（IARC）在 2015 年時曾公布，正式將紅肉列為 2A 級致癌物、**加工肉類列為 1 級致癌物**。IARC 並指出，每天每多吃 50 公克的加工肉品，會提高 18% 的大腸癌風險；每天每多吃 100 公克紅肉，也會提高大腸癌風險 17%，所以加工肉類能少吃最好。

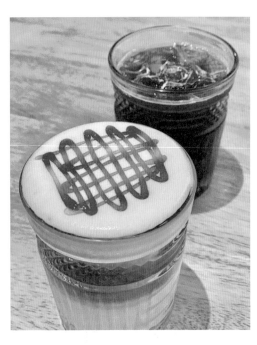

含糖飲料過多

每次走在街上，我覺得最不缺的就是手搖飲料店了，看到餡料一家比一家還要多，我的眉頭也越來越皺。衛福部建議每日精製糖攝取量不超過整天總熱量的 10% 可以的話最好控制在 5% 以下，假設每日可以攝取 2000 大卡，那麼糖攝取應低於 200 大卡，可以控制在大約是 25~50g 的量。但是通常隨便一杯全糖手搖飲都會超過建議標準，如果大家真的想飲用，可以以無糖茶為主，如果想要享受餡料的口感，就不要加糖，因為餡料也是由澱粉及精緻糖組成的。

甜點攝取過量

前面提到每日精緻糖攝取為整天總熱量的 10%，但是甜點中的糖量也時常超標，更別說像是馬卡龍這種不只吃一個的小點心了。建議想吃甜點的大家，除了份量上的攝取，更可以於下午茶時段享用，或著跟親友共享一份，也可以搭配水、無糖茶、黑咖啡、豆漿、牛奶、優酪乳享用。

膳食纖維攝取不足

你攝取的膳食纖維真的夠嗎？在最新的 2020 年衛福部公告中提到，19 歲以上成人每日膳食纖維建議攝取量大約落在 20~38g，會依照年齡、性別、活動量、總熱量攝取而有不同。但是「2013-2016 年 國民營養健康 狀況變遷調查」發現，全台灣19歲以上族群無論男女，每日膳食纖維攝取量都**明顯不足 20g**！建議大家除了多吃蔬果，也可以過主食來做改善，像是把白飯換為糙米、地瓜、南瓜等食物。

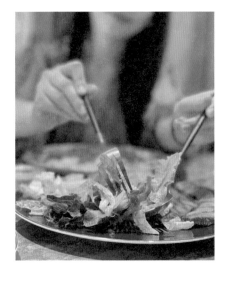

飲食陷阱 14 不飽和脂肪酸攝取不足

脂肪酸可大致區分為**飽和脂肪酸**和**不飽和脂肪酸**，攝取過多
飽和脂肪酸會增加血液中的膽固醇值，不飽和脂肪酸會減少
血液中的膽固醇值，食用過多飽和脂肪酸易使膽固醇沉積在
血管壁，致血管內壁增厚、血管彈性降低，增加血栓、中風、
心臟病等心血管疾病的風險，不飽和脂肪酸則具健康價值，
對身體有益，尤其不飽和脂肪酸**亞麻油酸 (Omega-6) 與次**
亞麻油酸 (Omega-3) 為人體必需脂肪酸，必須透過食物中
取得。在油品的選擇上，一般植物油，如大豆油、葵花籽油、
芥花籽油、玉米油、橄欖油、胡麻油、苦茶油等，都屬於不
飽和脂肪含量 (85% 以上) 較高的油，建議大家可以以這類
植物油來取代沙拉油，能幫助腦部發育。

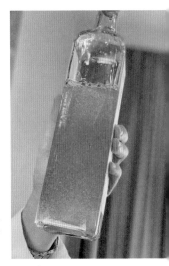

飲食陷阱 15 反式脂肪過多

反式脂肪可以分為 2 種，一是**天然的**反式脂肪，來自牛、羊吃進去的牧草，
發酵為部分的「反式脂肪酸」，這種脂肪不會對健康造成影響。而另一種
則是**加工製成的**，經過氫化的植物油的氫化過程，改變脂肪的分子結構，
讓油更能耐高溫、耐保存，但也同時產生了**反式脂肪酸**。加工的反式脂
肪比飽和脂肪更不健康！這類反式脂肪是加工過的植物油，結構式為**反**
式不飽和脂肪，研究指出每天只要攝取少量 (4~5 公克) 的反式脂肪，就
足以使血液中膽固醇升高，並增加 23% 罹患心血管疾病的風險，反式脂
肪主要存在於酥炸類 (酥派、蛋捲) 或有夾心、有半固態油脂的捲心餅、
夾心餅等。建議大家購買像是麵包、甜點等鬆軟口感的食物，多注意營
養標示，確認沒使用反式脂肪再購買。

　　有沒有發現其實不只要減少垃圾食物攝取，增加健康營養素也很重
要，曾經也有研究報告表示，2017 年時，全球約有 1100 萬人因為**不良飲**
食習慣而死亡，更有 2 億多人因**不良飲食習慣而失能**，非常可怕！由此可
知要養成健康的身體，兩者都要顧到，也建議大家不要為了補充營養素而
買一堆保健食品，其實只要均衡攝取，明白哪些要多吃、哪些要少吃，就
能養成良好飲食習慣，營養也自然不會失衡囉！

你絕對要知道的 15 種「飲食陷阱」！

02 { 提升免疫力就從 養好體內菌開始！}

腸道菌叢是個社會

　　現在是一個人人都在強化免疫力的時代，要維持自己的免疫力，保持腸道健康就是關鍵，為什麼常說「腸若好，人才好」？是因為腸道中有超過 1 千種的腸內細菌，這些菌可以說是「另一個內臟器官」，而整個腸道也可以稱為人體的**「第二大腦」**，與大腦和自律神經有密切的連結，這也說明了腸道健康對我們來說有多重要。

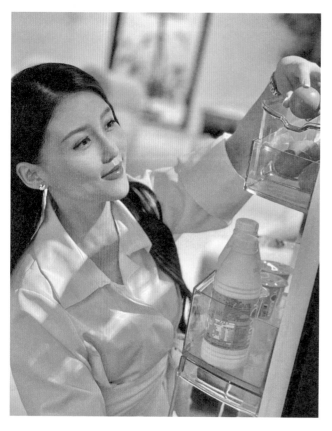

　　腸道是人體中很重要的角色，當情緒放鬆、擁有好心情時，腸道也就跟著好；心情差時腸道也不會給你好臉色，換句話說腸道與心理有著雙向的關係，能夠影響人的情緒。有著 1 千種細菌的腸道也像個**小型社會**，其中可以分為**「好菌」、「中性菌」、「壞菌」**這 3 種。不過這不是細菌正式的名稱，只是為了方便分類而有如此的稱呼。他們維持了腸內的平衡與作用，保持腸道的健康，但當環境不佳、沒有足夠的好菌時，壞菌便會滋生許多病原導致生病。而「好菌」、「中性菌」、「壞菌」這 3 種菌到底是如何產生的？

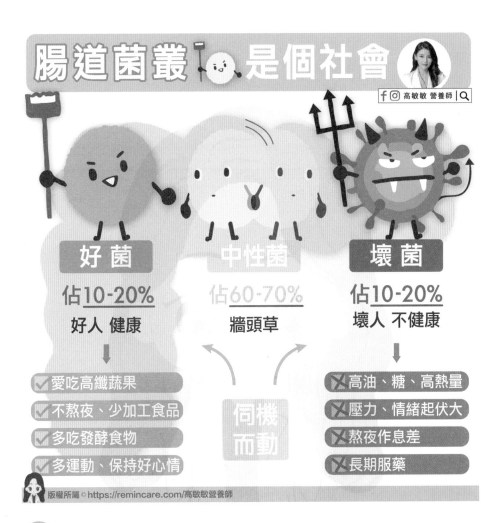

腸道菌叢是個社會

f ⑥ 高敏敏 營養師 | Q

好菌
佔 **10-20%**
好人 健康
↓
- ✓ 愛吃高纖蔬果
- ✓ 不熬夜、少加工食品
- ✓ 多吃發酵食物
- ✓ 多運動、保持好心情

中性菌
佔 **60-70%**
牆頭草
伺機而動

壞菌
佔 **10-20%**
壞人 不健康
↓
- ✗ 高油、糖、高熱量
- ✗ 壓力、情緒起伏大
- ✗ 熬夜作息差
- ✗ 長期服藥

版權所屬 ©https://remincare.com/高敏敏營養師

① 好菌

好菌可以想像成腸道中的好人，使其保持健康，通常佔了 10～20%。養好菌的方法為多吃**高纖蔬果**，高纖蔬果中含有豐富膳食纖維，提供了好菌愛吃的食物，也可以多吃發酵食物養好菌，像是優格、優酪乳等。另外只要不熬夜、少吃加工食品、多運動、保持好心情，都能幫助好菌的成長喔！

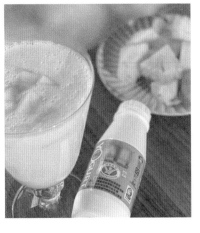

提升免疫力就從養好體內菌開始！

② 中性菌

中性菌很特別，它是腸道裡的牆頭草，總是伺機而動，比例佔了 60 ～ 70%，一般來說，腸內最多的就是中性菌，那為什麼說是牆頭草呢？因為當好菌處於優勢時，中性菌就會**變成好菌**；但壞菌處於優勢時，它們也會成為**壞菌的幫兇**，就覺得當壞人好像比較吃香，然後開始一堆一起使壞。

③ 壞菌

壞菌可以想像成腸道中的壞人，表示不健康，一般來說壞菌佔了約 10~20%。而造成壞菌的原因可能是**高油、高糖、高熱量食物攝取過多**、壓力及情緒起伏過大、熬夜使得作息差，或者長期服藥，例如**抗生素**。

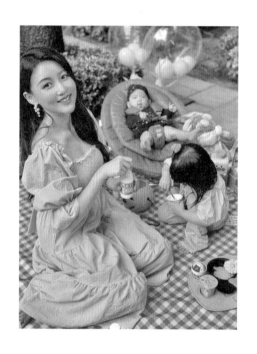

一般來說，腸道菌相多樣性越豐富，腸道也會越健康；反之則容易失衡，可能導致便秘、腹瀉、腹脹、過敏等症狀。那要如何攝取來讓腸道保持好菌？就像我前面說的，其實好菌的來源很多，像是**優格、優酪乳、發酵的泡菜、納豆等**，裡面都有益生菌的存在，可以改善腸內微生態平衡、預防腸道疾病、調節免疫力、減少罹病機會。像是優酪乳和優格，會把多數容易造成敏感的乳糖轉成乳酸，也能讓乳品的營養分解成小分子更好吸收，建議每天喝 1~2 瓶 250ml 的優酪乳，或吃 1 小盒優格，也可以攝取其他食物像是納豆、韓式泡菜，這兩者在發酵過程中也會有好菌產生。

除了維持益生菌，也可以多**補充益生菌愛吃的食物**，也就是益生元。**益生元**能夠幫助益生菌的生長、使益生菌產生有機酸，刺激腸的蠕動能力，並維持腸道保持酸性狀態。因為壞菌喜愛鹼性環境，益生元可以使它們不易生存繁殖。

而常見的益生元，包括蔬菜水果裡面會有的**膳食纖維**，這也是為什麼時常聽到營養師說要多吃蔬果的原因之一。像是花椰菜、白蘿蔔、甘藍等十字花科蔬菜，都含有豐富的非水溶性膳食纖維，可以提供好菌足夠的養分，也能幫助腸道清除廢物；水果中也含有各種維生素、植化素等，對維持腸道健康更是有很多好處，像是蘋果、奇異果、木瓜、藍莓等，或是柑橘類水果，都可以抑制腸道內病原體，促進益生菌生長。另外全穀根莖類也含有豐富的膳食纖維和寡糖，促進腸道蠕動、加速人體消化及吸收、減少食物囤積在腸道內的時間。推薦以燕麥、糙米、南瓜、馬鈴薯、地瓜為主的原型食物。

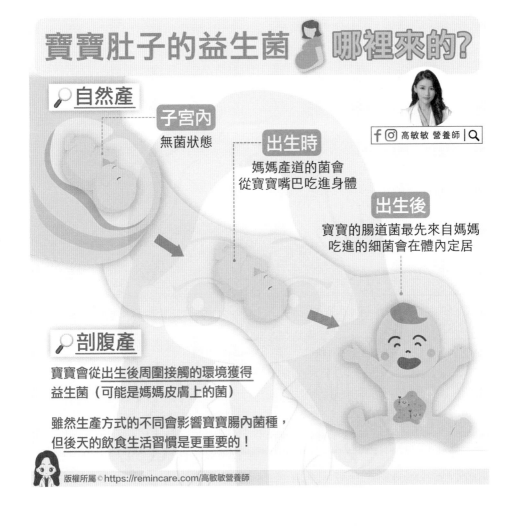

寶寶肚子的益生菌 哪裡來的？

自然產

子宮內
無菌狀態

出生時
媽媽產道的菌會
從寶寶嘴巴吃進身體

f ⓞ 高敏敏 營養師 Q

出生後
寶寶的腸道菌最先來自媽媽
吃進的細菌會在體內定居

剖腹產
寶寶會從出生後周圍接觸的環境獲得
益生菌（可能是媽媽皮膚上的菌）

雖然生產方式的不同會影響寶寶腸內菌種，
但後天的飲食生活習慣是更重要的！

版權所屬 © https://remincare.com/高敏敏營養師

提升免疫力就從養好體內菌開始！

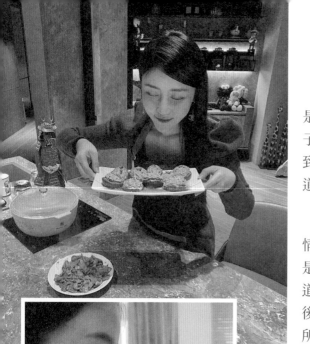

　　那我們腸內的第一批好菌們，又是從哪裡來的呢？當寶寶住在媽咪肚子裡，是一個「**無菌人**」的狀態，直到出生的那瞬間才開始培養自己的腸道菌。

　　而自然產與剖腹產給予益生菌的情況也不同：自然產的媽媽，子宮內是無菌狀態，在寶寶出生時，媽媽產道的菌會從寶寶嘴巴吃進身體，出生後，吃進的細菌會開始在體內定居。所以自然產的媽咪們，平常養好自身體內菌就很重要囉！

　　剖腹產的寶寶會從出生後周圍接觸的環境獲得益生菌，也可能是媽媽皮膚上的菌，雖然生產方式的不同會影響寶寶腸內菌種，但後天的飲食生活習慣還是比較重要。建議產後可以在能力範圍內讓寶寶吃點母乳，尤其是**產後 5 天內的初乳**最珍貴。

　　父母們也可以從孩子小時候就幫他打造一片好菌田，重點就是要營養均衡啦！像我常會用說故事或讀字卡的方式先吸引小蜜瓜認識蔬果，再帶她去冰箱看真的食物，然後煮給她吃，這樣她的接受度會突然大增，像最近她因為認識香菇，每天都喊著要吃呢！

　　如果家中有挑食的小朋友，也可以多利用視覺來勾起他們的興趣，比如說不喜歡吃蔬菜，就可以將菜盤擺成卡通形狀，或灑上一點彩椒丁、香菇丁，或先剪碎一點。跟小孩一起動手做也是個辦法，不但增加了親子間的樂趣，挑食習慣也減少了，真的是一舉數得！

　　夏天也可以用一些口感偏酸的食物來開胃，像最近發現女兒吃到檸檬會開胃，我就會做一杯檸檬黃瓜水，或是檸檬梅子小番茄，她喝半杯馬上去廁所順暢報到！

之前去錄影時遇到的媽媽竟然都在家開起旋轉壽司店，說這樣小孩可以吃更多！為了汲取過來人媽咪們的經驗，之前也趁小週末在家開張我的小火車壽司，小孩吃花壽司配毛豆跟青菜、鮭魚壽司大人吃，培養親子感情之餘也增加了小蜜瓜的吃飯樂趣！

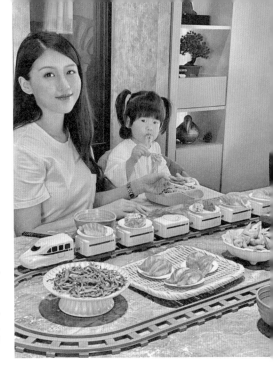

我把菜分小盤放到小火車上，小蜜瓜就好像怕吃不到一樣，一直吃一直吃，同時也讓營養師媽媽的計謀達成！為了讓小孩多吃一點健康均衡，真的要無所不用其極，只能說爸媽們都辛苦啦！

講回正題，人體有將近70%的「士兵」都在腸道，所以說把腸道養好、提升保護力，真的是從出生到老都很重要的課題！加上好菌的存活有一定時間性，如果想要維持腸道健康，還是必須從飲食均衡、作息正常下手，如果總是大魚大肉、重口味，可能就會造成糞便堆積，那腸道自然就會成為壞菌的溫床。

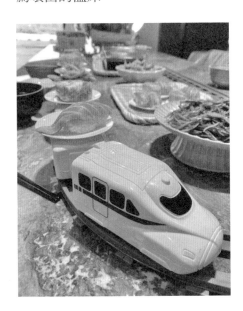

建議多增加膳食纖維的攝取、保持固定排便時間、定期健康檢查等。另外控制生活節奏及化解工作壓力也是保持腸道健康的關鍵，平時也建議持續補充好菌以及好菌愛吃的食物，這都能幫助維持腸內細菌平衡與作用，這樣做相信人人都能擁有一個狀態良好的腸道社會！

提升免疫力就從養好體內菌開始！

03 {別再窮緊張了！
6大營養素有效改變神經質}

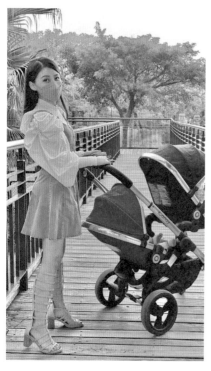

對我來說，營養學除了是工作、同時也是興趣。每次在營養門診工作，不只能幫助患者解決問題及困難，更能了解到他們不同的故事，這對我來說都是很特別的經驗。

有次來了一位三寶媽讓我印象很深刻，三個小孩分別是幼兒園中班、大班、小學，諮詢過程中小朋友明明都坐得好好的，但是只要其中一個小孩動一下，媽媽就很緊張的以為小孩要摔倒了、尿褲子，有時還會飆出各種吼叫，當時完全無法好好諮詢。

後來我問起這位媽媽平常飲食的狀況，才知道她天天都喝2杯特大杯美式咖啡，加上甜點、炸物吃很多，總之就是各種能療癒心情的食物給它吃好吃滿！

其實咖啡因、糖、加工食品都會讓人**越吃越神經質**，我想這也是這位媽媽情緒不穩定的最大原因，因為有不少的研究發現，攝取越多甜食、油炸物、加工肉品、精緻穀物等高油高糖精緻化食物的人，罹患憂鬱症的比例會比較高。也就是說，天然未加工的食物對情緒的調節比較有正向作用，因為天然的食物含有對神經細胞生理代謝所需的營養之外，也含有豐富的抗氧化劑，可以幫助抗壓力荷爾蒙的調節。

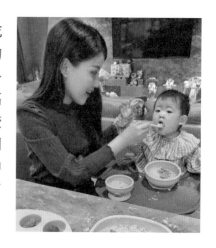

那要如何知道自己是否有神經質或情緒方面的問題？我們可以從自己吃東西的習慣來判斷：你會不會無法克制對食物的欲望？壓力大時吃得特別多？食物會帶給你安全感？等等，這些都表示你可能是會因為飲食而影響情緒的人，嚴重一點更有可能導致**神經質體質**！

大家可以用上述 3 點幫自己做個簡單的檢測，如果是神經質體質的話，現在開始別再讓周遭的人都跟你一起窮緊張了！來看看**穩定情緒的 6 大營養素**清單，一起讓神經質 OUT、不再緊繃神經過日子吧！

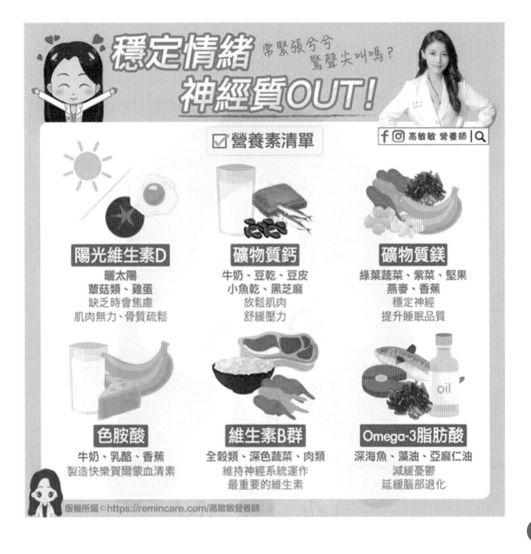

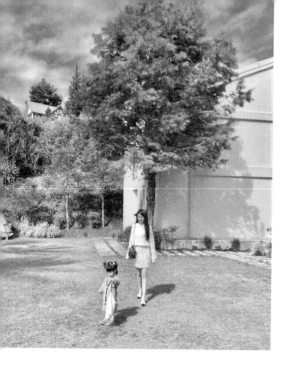

① 陽光維生素 D

缺乏維生素 D 時可能會產生焦慮、肌肉無力、骨質疏鬆等情形。而人們最常透過曬太陽來獲得維生素 D，也有研究證明光線可以讓人減少抑鬱、提升工作效率、增加睡眠品質。除了陽光之外，也可以從食物中攝取維生素 D，推薦乾香菇、菌菇類、鮭魚、沙丁魚、鯖魚、蛋黃、肝臟等。

② 礦物質鈣

我們最常聽到鈣與強壯骨骼有關，其實很多人不知道鈣也能 **穩定情緒、放鬆肌肉、舒緩壓力** 等。缺鈣可能會讓身體處於過度興奮的狀態，進而造成情緒起伏大、失眠等狀況，所以補鈣很重要！推薦從牛奶、起司、優酪乳、優格、豆乾、豆皮、小魚乾、黑芝麻中攝取。另外鈣也是多數人最容易攝取不足的營養素之一，衛福部也建議每日鈣含量為 1000mg，雖然看似很多，但其實只要每天早晚一杯 240ml 左右的牛奶，剩下再從上述食物補充就可以囉！

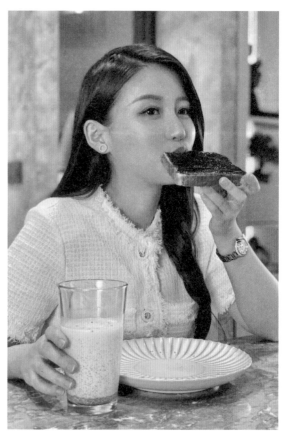

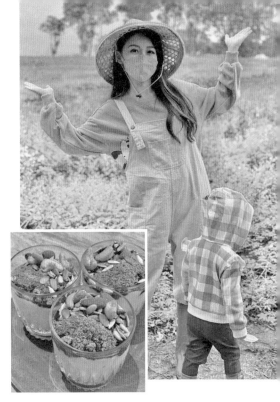

③ 礦物質鎂

鎂是最天然的**鎮定劑**,但同時也是最常被忘記要攝取的礦物質!鎂與身體許多功能習習相關,能幫助穩定神經、心律、血糖,另外也能提升睡眠品質、放鬆肌肉、增強骨骼。但我們人體無法自行製造鎂,所以只能從食物中攝取。國健署也建議,每人每日的鎂攝取量為:**成人男性 380mg、女性 320 mg、孕媽咪 350 mg**。可以多吃蔬菜、全穀、紫菜、堅果、燕麥、香蕉來補充,但其實做到飲食均衡,平常多吃深綠色蔬菜及全穀食物,就不太會有缺鎂的情形囉!

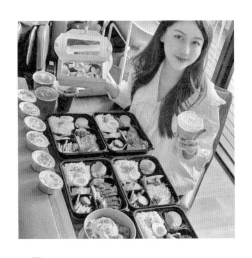

④ 色胺酸

色胺酸是製造快樂荷爾蒙的血清素,可以從含有蛋白質的食物來補充。蛋白質在體內會被分解為色胺酸,如果不足可能會造成腦內神經傳導物質的減少,容易引起情緒或行為上的異常反應,建議可以多攝取香蕉、牛奶、乳酪、魚類、肉類、蛋等食物。

⑤ 維生素 B 群

維生素 B 群是維持神經系統正常運作最重要的營養素,包含 B1、B3、B6、B12、葉酸,都具有安定情緒的效果、可消除疲倦。平常可以從各種食物的原型來均衡攝取,將食物中的營養轉化為能量,讓身體恢復元氣,像是全穀類、燕麥、糙米、薯類、玉米、牛奶、肉類、深綠色蔬菜、內臟、蛤蜊、豆類、酵母等都富含維生素 B 群,特別建議多吃全穀類來取代精緻澱粉,如白米、麵條、麵包等。

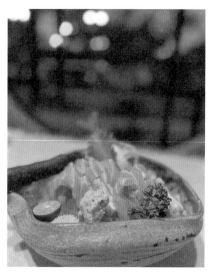

❻ Omega-3 脂肪酸

DHA 是其中之一，是構成腦細胞、細胞膜的重要成分，有助於增加血清素含量，而 EPA 也可以減少發炎情形、減少憂鬱症。換言之 Omega-3 脂肪酸可以幫助延緩腦部退化、穩定情緒。所以建議平常可以多攝取魚肉來代替紅肉，推薦鯖魚、秋刀魚、鮭魚、沙丁魚，也可以多攝取海藻、堅果、亞麻仁油等。

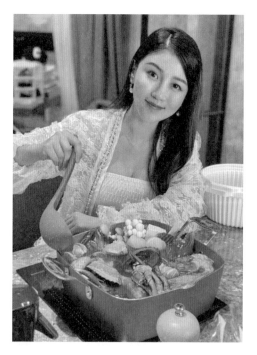

其實吃不僅是為了填飽肚子、維持營養均衡，不同食物在各種時候可以讓我們舒緩壓力、獲得安慰，有時候則是為了要犒賞自己、為自己加油打氣。像很多人心情低落的時候會選擇甜點、工作了一天會來份炸物慰勞自己、閒暇的週末搭配個洋芋片追劇等，這些都是透過食物來讓自己抒發情緒。的確食物可能會暫時解決當下的不愉快，但久而久之這些熱量和肥肉的累積只會讓自己陷入更不健康的循環當中。

除了吃錯食物會導致情緒不穩及憂鬱之外，有時工作、精神壓力、神經內分泌異常等，也都有可能是造成我們表現得神經質的原因！除了適時補充上述 6 大食物，也可以多出門走走曬太陽、多運動、與親友聊聊，或者做些自己喜歡的休閒娛樂，甚至也可以停下腳步跟自己獨處，了解自己是什麼個性的人。

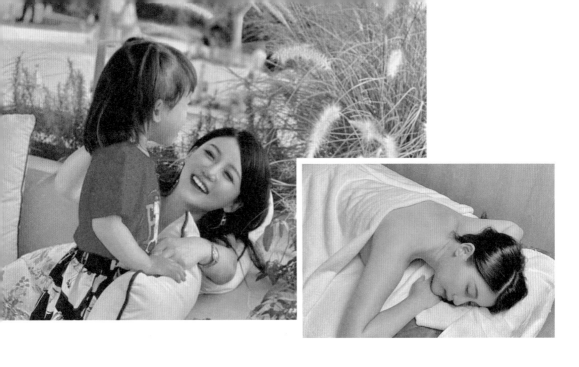

我知道每個人調適心情的方法都不一樣，但嘗試過後才會知道哪個方式對自己有幫助，找出最適合改善心情的方法、學著了解自己的想法、**勇於面對負面情緒也是人生必學課題之一！**

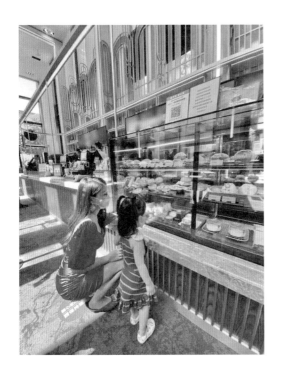

所以說若是想要調整心情和情緒，不要總是用高脂肪、高糖食物來療癒，而是要用更健康的方式。當然不是說不能吃，只是要適量，不然只會造成惡性循環、甚至**壓力胖上身！**因為飲食不只影響情緒，同時也是關係到身體機能健康。從現在開始學習靜下來重新整理思緒，搭配穩定情緒 6 大營養素食物，相信這能更讓你安穩過生活、吃出快樂，別再讓神經質伴你左右了！

別再窮緊張了！ 6 大營養素有效改變神經質

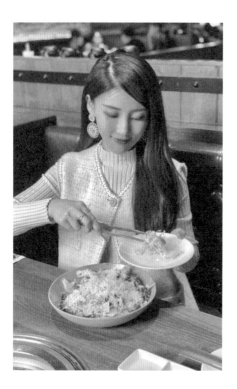

04 { 其實,這些食物
炒過更營養! }

之前在門診碰到一位患者媽媽,對方說她很喜歡吃生菜沙拉,除了能補充膳食纖維,也不會因為水煮而破壞營養,堅信蔬菜生吃和低溫烹調更能攝取到完整營養素。

的確,很多蔬菜在煮過之後維生素會大量流失,像 B1、C、葉酸等水溶性維生素,而食物中的酵素也常常因為高溫而被破壞掉,相較於生菜沙拉,確實營養價值會來得比較少,加上最近飲食習慣也越來越西方化,生吃的人越來越多,但是到底哪些食物該生吃、哪些該炒過才更有營養呢?甚至還有人認為,蔬菜這玩意兒,有吃就好,有時真的讓人摸不著頭緒。

其實蔬菜通常會依據各種不同的烹飪方式,改變它所擁有的營養價值,要讓吃下的食物釋放更多的營養素,還是必須掌握**食材特性**。以**胡蘿蔔素**來說,它屬於脂溶性的營養素,如果和油脂一起烹調,可以讓營養更好釋放,提升身體對胡蘿蔔素的吸收率,而一般來說食物顏色越深,胡蘿蔔素就越豐富!

β 胡蘿蔔素是很強大的抗氧化物,吃進體內後會轉換成維生素 A,幫助保護眼睛視力、減少黃斑部病變、鞏固皮膚及黏膜組織健康、增強免疫力、幫助身體對抗自由基、促進骨骼及牙齒發育、預防心血管疾病、癌症等。

我們每攝取 6 微克的 β- 胡蘿蔔素，就能轉換爲 1 微克的維生素 A，那麼每天應該吃多少呢？衛福部建議**每日維生素 A 攝取量**爲：男性 600 微克，相當等於 3600 微克的 β 胡蘿蔔素；女性則是 500 微克，也就是 3000 微克的 β 胡蘿蔔素。

那麼到底哪些食物炒過更營養呢？怎麼樣讓 β 胡蘿蔔素更好吸收？以下是我爲大家整理的**每 100g 食材的 β 胡蘿蔔素**含量，趕快來比較看看吧！

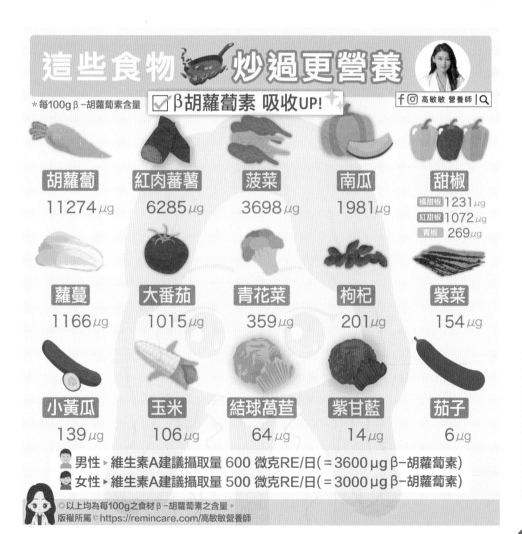

這些食物 炒過更營養

*每100g β－胡蘿蔔素含量 ☑ β胡蘿蔔素 吸收UP! f⊙ 高敏敏 營養師 Q

胡蘿蔔	紅肉蕃薯	菠菜	南瓜	甜椒
11274μg	6285μg	3698μg	1981μg	橘甜椒 1231μg 紅甜椒 1072μg 青椒 269μg
蘿蔓	大番茄	青花菜	枸杞	紫菜
1166μg	1015μg	359μg	201μg	154μg
小黃瓜	玉米	結球萵苣	紫甘藍	茄子
139μg	106μg	64μg	14μg	6μg

男性 ▸ 維生素A建議攝取量 600 微克RE/日（＝3600μg β－胡蘿蔔素）
女性 ▸ 維生素A建議攝取量 500 微克RE/日（＝3000μg β－胡蘿蔔素）

◎以上均為每100g之食材 β－胡蘿蔔素之含量。
版權所屬 ©https://remincare.com/高敏敏營養師

其實，這些食物炒過更營養！

23

1 胡蘿蔔
β 胡蘿蔔素 11274μg

胡蘿蔔中的 β 胡蘿蔔素含量非常高，而胡蘿蔔除了大家最熟悉的可以護眼之外，也能維持皮膚組織健康、增強免疫力、抗氧化、防癌等。建議炒胡蘿蔔時，將胡蘿蔔洗乾淨即可，不用削皮直接切片，這樣更能攝取到其中的營養喔！

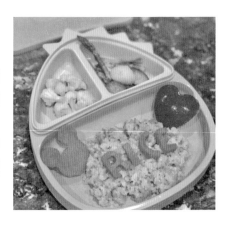

2 紅肉蕃薯
β 胡蘿蔔素 6285μg

紅肉蕃薯富含大量維生素 A 與維生素 C，能幫助抗氧化、調整免疫力、增生膠原蛋白、保護眼睛及皮膚黏膜，也能使排便更順暢！像我個人最喜歡的就是紅肉蕃薯，熱呼呼的時候真的很美味！因為它富含胡蘿蔔素，因此有些人會覺得吃起來有一點胡蘿蔔味道，跟黃肉地瓜單純地瓜香味不一樣喔。

不過要提醒大家，蕃薯是屬於澱粉類，1 大顆烤蕃薯的熱量大約等於 1 碗飯熱量，建議平時有吃蕃薯的朋友要和澱粉類食物做替換，以免攝取過量澱粉喔！

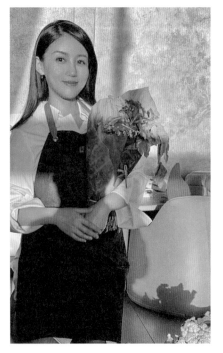

3 菠菜
β 胡蘿蔔素 3698μg

菠菜除了富含 β 胡蘿蔔素，其中的葉黃素及玉米黃素也非常豐富，一天只要幾口菠菜就可以過濾對眼睛有害的藍光、保護眼睛細胞避免病變。像現在大家每天都盯著藍光屏幕，多少對眼睛有傷害，不妨今天就來碗炒菠菜吧！

4 南瓜
β 胡蘿蔔素 1981μg

南瓜中不論是 β 胡蘿蔔素、葉黃素還是玉米黃素含量都很高，也是很棒的護眼食材之一。另外，南瓜也是**澱粉類中熱量比較低的**，建議可以將南瓜替換白飯、麵條等精緻主食，補充維生素同時也能幫助減重喔！

5 甜椒

（橘）β 胡蘿蔔素 1231μg
（紅）β 胡蘿蔔素 1072μg
（青椒）β 胡蘿蔔素 269μg

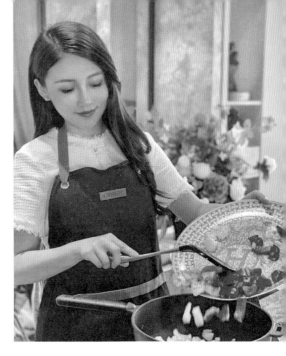

橘甜椒的熱量最低，其中也富含類黃酮成份，可降低膽固醇、預防血管疾病。紅甜椒的維生素 A、C 含量最高，抗氧化能力非常強！想要**養顏美容、提高免疫力**的朋友，可以多吃紅甜椒喔！青椒是甜椒中的膳食纖維最高的，可以幫助排便、促進新陳代謝。

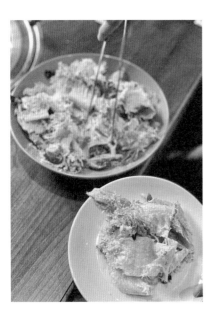

6 蘿蔓

β 胡蘿蔔素 1166μg 蘿蔓除了 β 胡蘿蔔素，葉酸也非常豐富，更是富含了維生素 C、蛋白質及鈣、磷、鐵等多種礦物質。

7 大番茄

β 胡蘿蔔素 1015μg 番茄中富含茄紅素，所以完全不怕加熱，烹調後更容易釋放出營養素。加上大番茄的熱量很低，每 100g 只有 19 大卡，因此很推薦**想減重**的朋友多吃大番茄！而 1 顆大番茄就是 1 份蔬菜的量，現代人常常蔬菜攝取不足，所以只要 1 顆就能輕鬆補足蔬菜量，也可以跟小番茄混著吃，降低整體升糖指數喔！

8 青花菜

β 胡蘿蔔素 359μg 青花菜富含膳食纖維，消化後產生的「吲哚」物質也能幫助細胞修復，降低致癌機率，加上青花菜耐放又營養，真的是**炒菜第一選擇**！

9 枸杞

β 胡蘿蔔素 201μg 其實枸杞除了炒菜，拿來煮湯也很不錯，像我每次煮雞湯也都會加枸杞，因為枸杞中除了 β 胡蘿蔔素，也有不少維生素 B、C、E，能抵抗自由基、預防心血管疾病、護眼。

其實，這些食物炒過更營養！

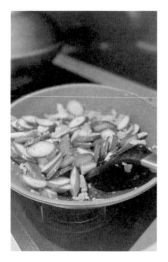

10 紫菜
β 胡蘿蔔素 154μg

紫菜中含豐富的蛋白質和礦物質，可以降低貧血機率、促進骨骼生長、增加記憶力。但是藻類食物中含有較高的碘，建議患有甲狀腺機能亢進的患者要控制攝取量喔！

11 小黃瓜
β 胡蘿蔔素 139μg

小黃瓜是含水量豐富的瓜類蔬菜，可以使肌膚水嫩 Q 彈；礦物質鎂可以幫助放鬆心情。通常聽到都是將小黃瓜涼拌食用，但其實單吃或炒菜都很適合呢！

12 玉米
β 胡蘿蔔素 106μg

玉米也是富含葉黃素及玉米黃素的食物，但是要特別注意，1 根玉米大約等於**半碗白飯**的熱量，建議愛吃玉米的朋友要控制份量。有時候我會將玉米鬚煮成玉米鬚水，裡面有豐富的鉀離子，可以排掉身體過多的鈉，也能幫助利尿、消水腫，如果你是容易水腫的人，也可以試看看！

13 結球萵苣
β 胡蘿蔔素 64μg

結球萵苣有豐富的蛋白質、胡蘿蔔素、維生素，能幫助腸胃蠕動。尤其萵苣熱量很低，加上可以幫助分解食物中的亞硝胺，是**炒菜及生菜沙拉的最好夥伴**！

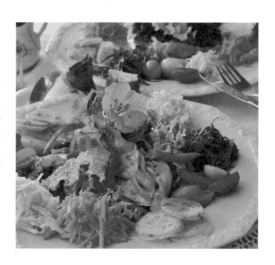

14 紫甘藍
β 胡蘿蔔素 14μg

比起一般的高麗菜，紫甘藍有更高的維生素、花青素、礦物質含量，防水腫、控血壓的功能更好，可以說是**天然的防癌藥物**。

15 茄子
β 胡蘿蔔素 6μg

茄子營養價值非常高，富含維生素、礦物質、膳食纖維，可以幫助減緩老化、穩定血糖，其中的葉黃素和玉米黃素也能預防黃斑病變。

　　所以想要吃到更豐富的胡蘿蔔素，不妨把紅蘿蔔、小黃瓜、萵苣，這些常拿來當沙拉的食物給炒過吧！而依舊喜歡吃生菜沙拉的朋友，提醒一定要將生菜洗乾淨，以免遭受感染。另外，生菜中的鉀含量高，不建議高血鉀的患者食用，如果是胃功能不好的朋友也建議將食物炒過再享用，因為生菜中的粗纖維含量較高，能會引起消化不良等問題。

　　其實我們一直在強調的均衡營養，除了健康食材的選擇，烹煮方式也很重要，合適的料理方式更能發揮食物本身的營養價值，如果能吃到最原本的營養，相信吸收率也會大大提升，現在開始跟我一起「炒」出自己的一片天吧！

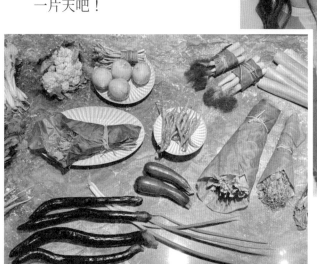

其實，這些食物炒過更營養！

05 { 別害頭腦變鈍了，這樣吃養出超級大腦！}

相信多數人每天起床就要開始為生活打拼，孩子也要面對沈重的課業壓力，但為什麼有人一早就能思慮清楚，應付工作和生活要求綽綽有餘，但有人則是一團慌亂、臨場反應不足？其實很大一部分原因都是出自**營養補充及生活作息**，進而影響大腦的生長與運作。

曾經有一位媽媽跟我分享，說她每天一早起來光是處理3個小孩上學問題，就整個忙不過來，老大上國小、老二上幼兒園、老三則還在家裡嗷嗷待哺！每天眼睛睜開都在忙這3個小孩，導致媽媽沒有時間好好吃飯，早上就喝一杯黑咖啡讓自己提神。

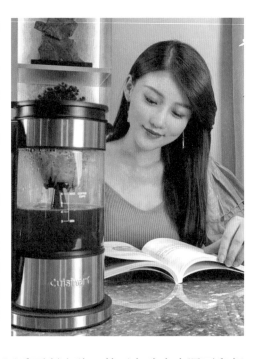

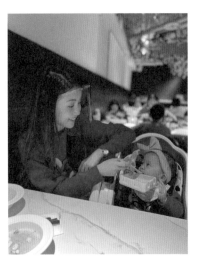

晚上因為要顧小孩，甚至有時半夜還要爬起來餵奶，所以晚上也睡不好，隔天起來都會覺得整個腦袋非常昏脹、頭疼，有時心情也會很焦躁起伏、老覺得心神不安定，常常話到嘴邊就忘記了、開了冰箱門卻不知道要拿什麼？3個小孩的名字竟然還會輪流叫錯，都在懷疑自己是不是提早老年痴呆了？擔心自己會不會越來越笨，問我該怎麼補腦？

大腦在我們人體中雖然只佔全身重量的2%，卻是超級重要的器官！以這位媽媽的案例來說，就是因為生活忙碌，作息不正常、飲食沒有定時定量和顧到均衡，導致會**破壞腦部運作的誤區**她都觸碰了！加上隨著人體老化，養分供應開始減少、甚至不足，種種原因開始影響大腦的健康。

所以這篇就來聊聊要怎樣才能有靈活的大腦、怎樣保護大腦，讓大腦變得更年輕？其實可以從**保護大腦的營養素**來做補充，現在就來看看有哪些食物是可以幫助我們維持大腦機能、減緩大腦老化的速度？

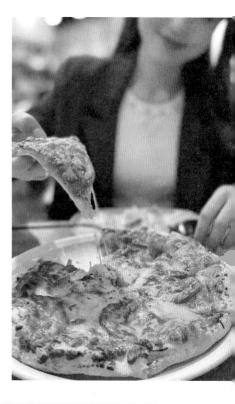

❶ 醣類（碳水化合物）

醣類也就是碳水化合物，它們有什麼優點？我們吃下的食物會被分解成葡萄糖，而大腦最需要的能量來源就是葡萄糖！但有些人為了減肥常常不吃澱粉，可能就會讓腦袋非常混沌；或是攝取過多的精緻糖份、精緻澱粉，讓血糖值忽高忽低，非常雜亂，這都會影響大腦的運行。所以說，平穩很重要，可以挑選來自全穀根莖類或是水果的碳水化合物，以下就列舉幾個我覺得還不錯的碳水化合物的食物來源給大家：

香蕉

香蕉中所含的果糖，因為葡萄糖釋放速度較慢，所以血糖低起伏會比較平穩，是很好的大腦補給食物，加上香蕉含有色氨酸、維生素 B6、礦物質鉀等營養素，這些都可以幫助強健大腦。

燕麥

燕麥有「**大腦的糧食**」之稱，主要因為它的 GI 值低，又有豐富的維生素、維他命 B 群、維他命 E、礦物質鋅、鎂、鉀等，可以幫助我們記憶跟認知。早上來一杯牛奶或豆漿加入燕麥片，我覺得都很不錯，加上燕麥又有「β- 聚葡萄糖」，是屬於可溶性纖維的一種。

全穀類食物

全穀類食物也是低 GI 食物，又含有豐富的維生素 B 群、維生素 E、葉酸、菸鹼酸等，可以使葡萄糖被充分利用、幫助蛋白質的代謝，讓神經發展及記憶力正常運作。

別害頭腦變鈍了，這樣吃養出超級大腦！

② 蛋白質

光是大腦的運作，就要消耗全身20%的氧氣，加上容易受自由基影響的關係，會傷害神經細胞，所以**蛋白質**是維持大腦運作的關鍵之一。而優質蛋白質維持大腦的運作包括：神經細胞之間的聯繫、增加思考及記憶能力等，種種都需要蛋白質的輔助，也推薦幾個好的蛋白質來源的食物給大家參考：

雞蛋

雞蛋是補充優質蛋白質很好的來源，我平常也很喜歡吃雞蛋，提醒大家蛋黃、蛋白都要吃喔，因為蛋黃有豐富的**卵黃素及卵磷脂**，可以維持**大腦神經**的發育、增加記憶力、預防止失智等作用

**豆漿
黃豆製品**

豆漿裡面也有卵磷脂，大豆經過腸道菌時會分解產生代謝物，可以幫助降低失智機率。

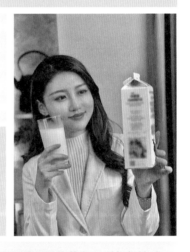

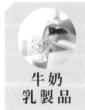

**牛奶
乳製品**

牛奶等乳製品因為裡面有色氨酸，可以安定我們的情緒、提升睡眠品質；鈣質則可以幫助我們舒緩腦神經的壓力。

**優酪乳
優格**

優酪乳、優格中的益生菌除了能平衡腸道菌相，其中的乳清蛋白經過發酵也會產生色胺酸，幫助增加記憶力。那麼**動物性和植物性**蛋白中，哪個對於大腦有比較好的效果呢？其實相較於植物性蛋白，**動物性蛋白和人體蛋白結構比較相近**，所以比較容易被身體吸收。只是動物性蛋白常會因為烹飪手法的不同或改變，從**優質蛋白轉變為劣質蛋白**，對於肝及腎的負擔變重，也會增加心血管疾病的風險，但是這幾個疑慮在植物性蛋白就比較沒有出現。

所以建議動、植物都均衡攝取，並且選擇健康的烹飪手法，才能獲得更完整的營養，也能提高兩者的營養價值。動物性蛋白建議可以從**雞肉、魚肉、蛋類**中攝取，植物性則能多吃**豆乾、豆腐、豆漿、全穀類**等。

③ 維生素E　維生素 E 是屬於脂溶性維生素，也一種強力抗氧化劑，能幫助抗氧化、預防大腦衰老、減少罹患認知障礙風險，同時也能讓血管擴張，幫助降低血壓，至於富含維生素 E 的食物有杏仁、花生、核桃、全穀類、糙米、小麥、燕麥等。

④ 維生素B群　維生素 B 群像是維生素 B12、葉酸等，都可以幫助預防大腦老化、降低阿茲海默氏症或失智的風險。如果缺乏維生素 B12，**大腦無法正常工作**；而葉酸過低更會**導致認知障礙**。大家想補充維生素 B 群，可以多吃瘦肉、雞蛋、酵母、豆類、菠菜、番茄、小白菜等，也可以透過下列表格補充食物。

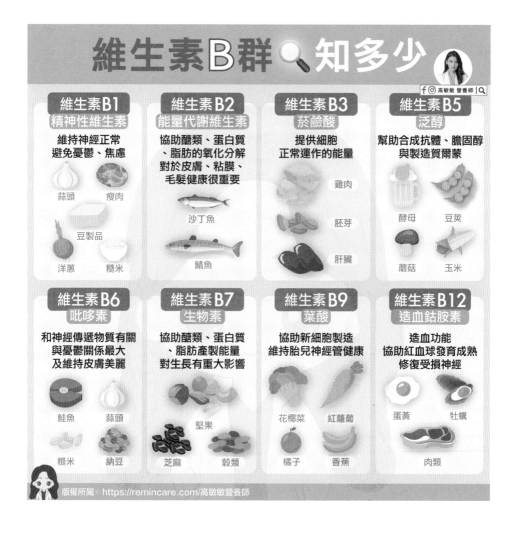

別害頭腦變鈍了，這樣吃養出超級大腦！

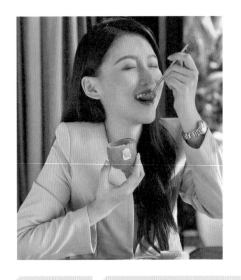

5 維生素C

維生素 C 功能很多,其中一個就是對抗自由基並保護神經細胞,也有研究證實維生素 C 的含量多寡,會影響大腦的認知能力。建議大家可以多攝取以下食物來獲取維生素 C:

綜合莓果

莓果多酚抗氧化,可以減少自由基的破壞,並延緩大腦衰老。

奇異果

每 100g 的黃金奇異果就含有 90.1mg 的維生素 C,可以幫助對抗壓力、合成腦神經傳導物質。

芭樂

芭樂中的維生素 C 非常豐富,每 100g 含有 137.9mg 的維生素 C。

柑橘類

維生素 C 還可以對抗壓力,有時候壓力一來,我們腦袋就會開始緊張、混亂,所以適度補充很重要。

南瓜

南瓜中除了有維生素 C,其中的 **β- 胡蘿蔔素**也可以增加思考能力的敏銳度,加上南瓜子含有礦物質鋅,都可以幫助腦部成長及運作。

⑥ 礦物質鎂

礦物質鎂可以提升 HDL 膽固醇,並降低 LDL 膽固醇,減少因為代謝不良而造成的脂肪堆積。另外有足夠的鎂,才能讓海馬迴及附近腦神經細胞功能正常運作、增加記憶力,還有前面提到的葡萄糖也需要鎂來輔助,控制血糖並維持胰島素的功能。建議大家可以多攝取以下食物來獲取鎂:

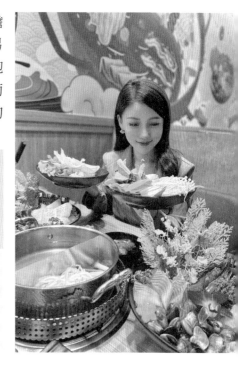

綠色蔬菜

平常的蔬菜也都有礦物質鎂的存在,所以才說綠色蔬菜要吃夠,可以幫助思緒更敏銳、保護腦細胞。

海帶

海帶中也有豐富的 Omega-3、礦物質鎂,都有助於強健大腦、增加記憶力,並防止大腦老化。

⑦ Omega-3 不飽和脂肪酸

Omega-3 不飽和脂肪酸是構成腦部神經細胞的重要成份,除了幫助腦部發育,也能增強保護力、維持體力、修補傷口、降低膽固醇及心血管疾病機率。建議大家可以多攝取以下食物來獲取 Omega-3 不飽和脂肪酸:

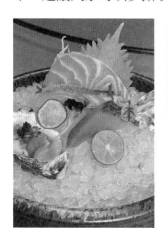

深海魚

通常鮭魚、鮪魚、鯖魚、秋刀魚等魚類中都含有 Omega-3 不飽和脂肪酸,建議大家可以輪流均衡攝取。

亞麻仁籽油 海藻

魚類之外,素食朋友也可以吃一些亞麻仁籽油、海藻,都可以幫助強健大腦。

別害頭腦變鈍了,這樣吃養出超級大腦!

⑧ 注意生活 3 件事

除了飲食上的注意，生活習慣的好壞對於大腦也有一定的影響，建議大家做到以下 3 件事，來保持我們大腦的健康！

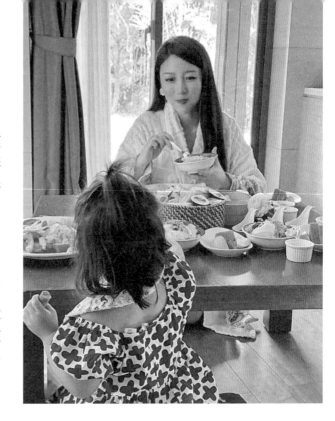

1 少抽菸

如果長期有抽菸習慣，可能引起腦動脈硬化、使大腦供血量不足、神經細胞發生病變，這些都會使**腦組織萎縮**，更容易罹患老年痴呆症等疾病。

2 吃早餐

有人會說：「我不抽煙，這樣大腦是不是就比較健康？」其時除了抽菸習慣，很多人常常為了減肥而不吃早餐，導致血糖低於正常供給，久而久之對大腦的營養也會供應不足，更可能影響智力發展。

3 勿熬夜

影響大腦的還有睡眠，時常熬夜或是睡眠品質差，都會導致腦細胞的衰退、思緒也因此變得模糊。你們不覺得前一天只要熬夜了，隔天又要早起，**睡眠債**就變成需要好多天才能補回來、導致整個禮拜都會覺得很累嗎？其實有時真的不是年紀的問題，是我們的腦部也需要休息、好好運轉。

　　看完上面的營養吃法及建議，你們是不是都懂大腦要怎麼保養、營養要怎麼補充了？不論是營養不足、日常行為不良，諸多原因都會導致大腦自我捨棄腦細胞，所以從各方面維持及下手才是最正確的，從今天開始，**別讓你的大腦「餓肚子」**囉，趕緊補充這些營養吧！

06 〔保健品總是一把塞？
快筆記！這些時間點吃最有效〕

現代人工作忙、壓力大，有時候一忙起來，根本無法顧及均衡飲食、健康攝取各種營養素，導致大家變得超愛吃**保健營養品**，也很依賴它們。

不過保健品琳瑯滿目，時常買了一堆卻忘記什麼時候該服用？有的是餐前、有的飯後、有的要空腹吃、有的要間隔吃，還有人原本要餐後吃卻不小心餐前吃了……很多人就乾脆都同一個時間、一口氣全部一起吞！

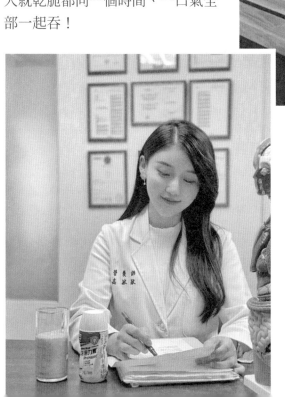

其實這樣都沒辦法充分發揮保健品的效果，加上保健品價格也不太便宜，錯誤的攝取時間導致變成根本是浪費錢。那保健品到底該怎麼吃才正確、不浪費？搞懂吃的時間真的很重要啊，照著我幫大家整理的懶人包圖表來吃就對了！

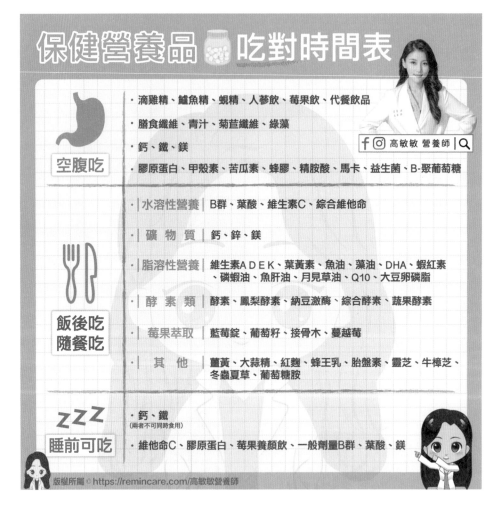

保健營養品 吃對時間表

空腹吃	· 滴雞精、鱸魚精、蜆精、人蔘飲、莓果飲、代餐飲品	
	· 膳食纖維、青汁、菊苣纖維、綠藻	
	· 鈣、鐵、鎂	
	· 膠原蛋白、甲殼素、苦瓜素、蜂膠、精胺酸、馬卡、益生菌、B-聚葡萄糖	
飯後吃 隨餐吃	· 水溶性營養	B群、葉酸、維生素C、綜合維他命
	· 礦 物 質	鈣、鋅、鎂
	· 脂溶性營養	維生素ADEK、葉黃素、魚油、藻油、DHA、蝦紅素、磷蝦油、魚肝油、月見草油、Q10、大豆卵磷脂
	· 酵 素 類	酵素、鳳梨酵素、納豆激酶、綜合酵素、蔬果酵素
	· 莓果萃取	藍莓錠、葡萄籽、接骨木、蔓越莓
	· 其 他	薑黃、大蒜精、紅麴、蜂王乳、胎盤素、靈芝、牛樟芝、冬蟲夏草、葡萄糖胺
睡前可吃	· 鈣、鐵（兩者不可同時食用）	
	· 維他命C、膠原蛋白、莓果養顏飲、一般劑量B群、葉酸、鎂	

f ⓘ 高敏敏 營養師

　　保健品主要可以分為「**空腹吃**」、「**飯後吃及隨餐吃**」、「**睡前吃**」這三種，因為每種保健品功效不同，適合服用的時間也不同，記住正確時間才能讓吸收更有效率。另外也要釐清所謂「時段」的定義，是指「**一整天只吃一種保健食品**」！如果是服用一種保健品，但裡面有多種成份，那麼服用時間也會不同，要多注意！畢竟攝取保健品最忌諱的就是三天打魚、兩天曬網的心態。

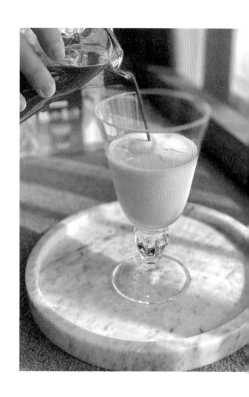

① 空腹吃

空腹是指**飯前至少 1 小時以上**，或飯後至少 2
小時以上。通常空腹吃的保健品不需要油脂幫
助吸收，所以不用擔心空腹禁忌的問題。它們
的類型有：

- 滴雞精、鱸魚精、蜆精、人蔘飲、莓果飲、
  代餐飲品。
- 膳食纖維、青汁、菊苣纖維、綠藻。
- 鈣、鐵、鎂。
- 膠原蛋白、甲殼素、苦瓜素、蜂膠、精胺酸、
  馬卡、益生菌、B- 聚葡萄糖。

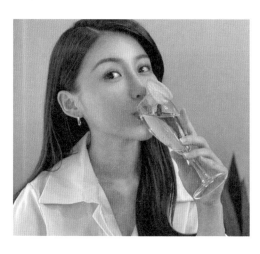

② 飯後吃或隨餐吃

飯後是指吃完飯 1 小時以內；
隨餐吃是指跟著餐一起吃，
也就是吃完保健食品立刻吃
飯，或是吃第一口飯後再吃
保健食品，因為有些營養素
需要油脂幫助吸收，所以隨
餐吃是最合適的。類型有：

- **水溶性營養**：B 群、葉酸、維生素 C、綜合維他命。
- **礦物質**：鈣、鋅。
- **脂溶性營養**：維生素 ADEK、葉黃素、魚油、藻油、DHA、蝦紅素
  磷蝦油、魚肝油、月見草油、Q10、大豆卵磷脂。
- **酵素類**：酵素、鳳梨酵素、納豆酵素、中和酵素、蔬果酵素。
- **莓果萃取錠**：藍莓錠、葡萄籽、接骨木、蔓越莓。
- **其他**：薑黃、大蒜精、紅麴、蜂王乳、胎盤素、靈芝、牛樟芝。

保健品總是一把塞？快筆記！這些時間點吃最有效

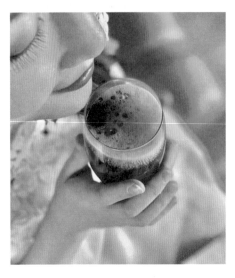

3 睡前吃

睡前吃的定義是**睡前 30 分鐘以內吃**，並且吃完就去睡。因爲睡眠期間身體仍然需要代謝，如果有適時補充低劑量的保健品，身體合成荷爾蒙會比較順利，同時也能增加睡眠品質、安定神經。類型有：

● 鈣、鐵。
● 維他命 C、膠原蛋白、莓果養顏飲、一般劑量 B 群、葉酸。

💬 小叮嚀

1 如果是高劑量的 B 群，我就不建議在睡前吃。我們人體本來就需要 B 群來進行很多合成和代謝的工作，所以睡前吃**一般劑量的 B 群**，不用擔心因爲能量補充太多而精神很好睡不著，反而吃了之後關燈睡覺反而會更好眠，因爲人體在睡眠時，還是需要 B 群幫助身體一些功能運作。

2 鈣、鐵要特別注意**不可以同時食用喔！**因爲兩者具有拮抗作用，也就是指彼此會競爭吸收。建議如果想補充鐵與鈣的朋友，可以每天輪流吃，或**空腹時吃鐵劑、睡前吃鈣片**。

　　我也有吃保健品的經驗，懷孕時我會補充**維他命 B 群**，一路從一寶媽吃到變成二寶媽，孕育著小生命的我，很清楚需要補充什麼。維他命 B 群可以幫助寶寶出生後的發育成長，加上人很容易流失 B 群，如果又外食、熬夜、壓力大，那真的會對寶寶的健康拉警報。但是**化學 B 群維他命**不是我的首選，我都選擇天然酵母去萃取出來的 B 群，我也沒有固定吃哪個品牌，我都是輪流替換著吃，媽媽們可以跟我一樣，選擇以天然食物所製成的 B 群，比較容易吸收，因爲結構天然，也容易被身體利用，加上懷孕中後期，對於維生素的需求量也會增加，如果妳有壓力大或孕吐、胃口不

好，這時 B 群的補充絕對重要！建議每天都要增加 0.2 ～ 0.4mg 的攝取量。當孕婦已經很辛苦了，補充營養的事就交給專業的吧！也在寶寶出生前，給他最好的營養！

之前我在健康節目也有聊過關於「缺鐵」的話題，那時才發現很多人不知道自己可能需要好好補充鐵質！如果你常常覺得疲倦、臉色不好看、蒼白、不舒服，那可能就要注意了，尤其是女生月經來的時候更明顯。但其實也不是只有女生才需要「補鐵」，像是常常捐血、成長發育中的青少年或素食者，缺鐵案例也不少。我曾遇過一位男性患者，就是因為常常覺得容易累、頭暈，後來抽血檢查才發現其實是鐵質瀕臨不足。

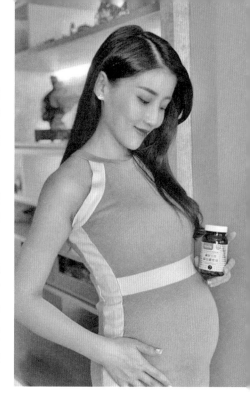

而我也有補鐵的習慣，我通常會在梳妝台上放一罐**鐵錠**，每天吃完早餐來化妝時就會吃一顆，同時也開啓我一天的活力。如果妳是現代的斜槓女力，有飲食不均衡、工作壓力大、長期緊盯電腦等問題，也可以適時補充一顆鐵錠，

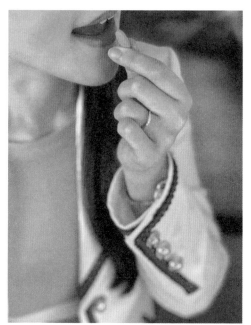

平常有在運動的女生也都很適合！畢竟注重身體需要的營養，是當個充滿能量的神力女超人的關鍵啊！

其實很多人都對保健品有個迷思，認為保健品不是藥，而且它需要一些時間才能達到原本的功效，所以常會把保健品當成平常**飲食習慣不良的救兵**，認為這樣就可以保健康了！這個觀念是錯誤的，一定要先擁有營養均衡的飲食，保健品只是輔助而已，也不需多吃或過量，先想清楚自己真的有需要嗎？或是從食物中就能補充到嗎？畢竟保健品價格很貴，而且食物本身的營養再怎麼說都還是勝過保健品的！

07 { 營養師教你聰明改變主食選擇！

只有蔬果才有膳食纖維？

　　我時常強調「膳食纖維」的重要性，市面上關於膳食纖維的產品也琳瑯滿目，相信大家也不陌生，但其實真正搞懂膳食纖維的人真是少之又少！很多人都對膳食纖維有一點刻板印象，到底膳食纖維是什麼？該怎麼聰明攝取才對呢？

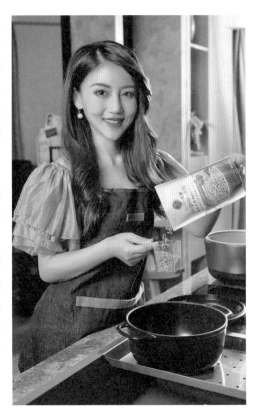

　　首先，膳食纖維是植物中主要構成的元素，可以分成**水溶性和非水溶性**2大類，通常**水溶性纖維**存在於自然界的非纖維性物質中，像**果膠和樹膠**等，而非水溶性纖維則存在於植物細胞壁中，有**纖維素、半纖維素和木質素**。膳食纖維因為「**不會被人體消化，所以也不會產生熱量**」，才會常聽到營養師叫大家多吃蔬菜不會變胖，因為纖維質多、熱量也較低。

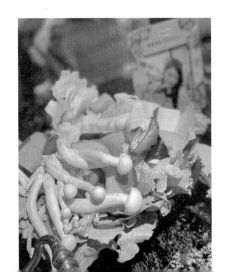

　　加上膳食纖維能幫助腸胃道順暢，同時也是**益生菌**的食物能量來源，可以調整腸道菌相，讓身體好菌多多，也可以避免血糖上升過快、調節膽固醇、增加飽足感。簡單來說，足夠的膳食纖維不僅能顧腸胃、也能更健康。

　　在最新的 2020 年衛福部公告中，新增了「膳食纖維參考攝取量」：19 歲以上

的成人，每日膳食纖維建議攝取量大約落在 20~38g，依照年齡、性別、活動量、總熱量攝取而有不同。但是「2013~2016 年國民營養健康狀況變遷調查」發現，全台灣 19 歲以上族群 (無論男女)，每日膳食纖維攝取量都明顯不足 20g！其中很多人以為只要有吃到食物的原型就有吃進纖維了，但其實並不是所有食材纖維含量都是夠的喔！除了可以從我們都知道的蔬果中攝取膳食纖維之外，很多人不知道主食裡也可以吃到膳食纖維！我們快來看看常見的**主食膳食纖維量排行榜**，以每100g之膳食纖維量為基準，你常吃的主食到底有哪些是膳食纖維很豐富的呢？

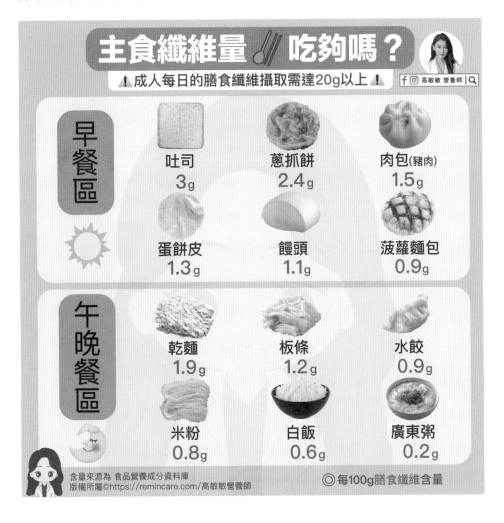

主食纖維量 吃夠嗎？

⚠成人每日的膳食纖維攝取需達20g以上⚠

f ◎ 高敏敏 營養師 🔍

早餐區

吐司 3g

蔥抓餅 2.4g

肉包(豬肉) 1.5g

蛋餅皮 1.3g

饅頭 1.1g

菠蘿麵包 0.9g

午晚餐區

乾麵 1.9g

板條 1.2g

水餃 0.9g

米粉 0.8g

白飯 0.6g

廣東粥 0.2g

含量來源為 食品營養成分資料庫
版權所屬©https://remincare.com/高敏敏營養師

◎ 每100g膳食纖維含量

只有蔬果才有膳食纖維？營養師教你聰明改變主食選擇！

① 早餐

1. 吐司 3g

2. 蔥抓餅 2.4g

3. 豬肉包子 1.5g

4. 蛋餅皮 1.3g

5. 饅頭 1.1g

6. 波蘿麵包 0.9g

大家有沒有發現？這些吐司、饅頭、麵包等精緻澱粉的膳食纖維其實並不高，所以建議選擇時能用全穀、全麥、大麥、燕麥這種非精緻的澱粉來取代部分的精緻澱粉，才能攝取到更多營養。再夾點像是蛋、蔬菜、低脂雞肉等食物，增加蛋白質、維生素及更多膳食纖維的攝取，同時增加飽足感！也提醒挑選麵包時少選擇有包餡料的或甜麵包，因為餡料中時常有過多的精緻糖、油脂，整顆都是熱量來源啊！

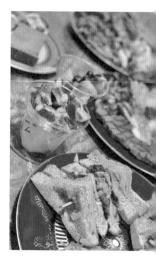

也可以在早餐吃麥片時搭配牛奶，牛奶中含有豐富鈣質、蛋白質，可以補充一天所需的乳品量。而麥片是由大麥、小麥、燕麥等麥類製成的，只有經過簡單的去殼處理，所以還保留著原有的膳食纖維、礦物質、維生素 A、B 群等豐富營養素。不過也要注意如果加了糖、蜂蜜等調味的麥片，整體熱量也會跟著提升！當心因為攝取過多而增胖喔~

② 午晚餐

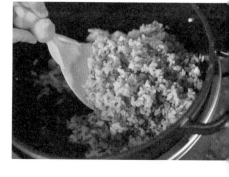

1. 乾麵 1.9g

2. 板條 1.2g

3. 水餃 0.9g

4. 米粉 0.8g

5. 白飯 0.6g

6. 廣東粥 0.2g

大多數人常選擇白米飯作為主食，但它屬於精緻澱粉，透過加工後膳食纖維都流失了。以 1 碗白飯來說，膳食纖維只含 0.6g，即使 1 天吃 2 碗白飯也只能攝取到 1.2g，這離 1 天所需要的 20 ～ 38g 還有好一大段距離。因此我會建議常吃白飯的朋友，用心在米飯的選擇，可以改用纖維含量較高的米，像糙米、五穀米、十穀米、胚芽米、大麥米等，或烹調時加入其他雜糧類，像地瓜、南瓜、芋頭等，或直接加入蔬菜做一鍋蔬菜飯，這樣也可以提升纖維攝取量唷！

除了增加膳食纖維，這些天然食材裡面也含有 β- 胡蘿蔔素、維生素A、B群、鉀等營養素，能幫助消化、增加腸道蠕動、提升免疫力、降血壓等。像我就很喜歡在家人的主食中加入大麥、燕麥或糙米這樣的非精緻澱粉來給家人增加健康，老實說一開始家人會有點排斥，但是可以先在白米中加一點點大麥就好，等大家漸漸習慣後再提高比例，現在家人即使看到整鍋飯都是糙米或大麥（不是純白的白米飯）也很能接受囉！因為身體很誠實，**吃到對的營養就會有不一樣的改變**，從小細節增加纖維攝取，每天都很「順暢」！而喜歡吃麵條的人，如果麵條是使用雜糧麵粉、全麥麵粉、蕎麥粉製成，那纖維含量自然會更高。現在一般賣場其實也有一些添加膳食纖維的澱粉類主食可以選擇，符合現代人的飲食營養需求。

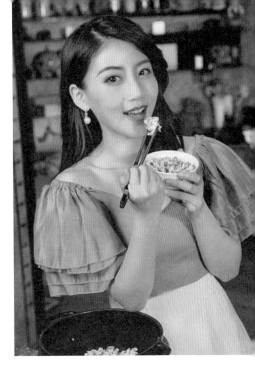

　　除了上述食物，也有不少原型食物可以拿來當作主食，像是地瓜、芋頭、南瓜、玉米等，這些食物的膳食纖維跟營養都遠遠超過白飯、白麵條，裡頭還有各種營養素，像是葉黃素、玉米黃素、β- 胡蘿蔔素，可以維護眼睛黏膜、清除 3C 藍光帶給眼睛的傷害。推薦大家用在料理變化上之外，也可以當作主食做替換享用喔！

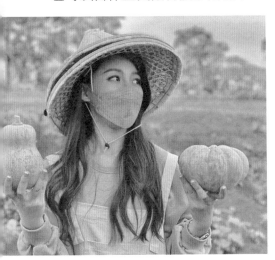

　　除了注重主食的選擇，最好補充膳食纖維的方式還是透過我們最熟悉的**蔬果**，能獲取最多的膳食纖維。其實要達到每日 20 ～ 38g 的纖維量並不難，只要花點心思選對主食或改善主食吃法，再均衡攝取其他含膳食纖維的蔬菜水果就可以囉！畢竟相同的主食類別中，挑選出高纖食物是很重要的，如果你攝取的膳食纖維不夠，趕緊筆記起來我前面所講的食物代換吃法和小妙方吧！

08 { 植物奶可以代替動物奶嗎？ 小心越喝越胖！ }

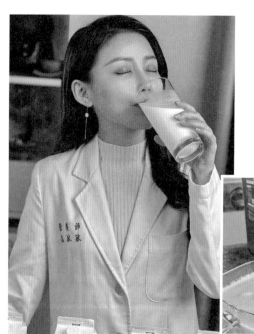

奶奶奶奶奶！市面上有各種名爲「奶」的飲品，**但可不是全都是真正的奶喔！**關於「奶」的迷思一直以來都非常熱門，從種類到喝奶的不適應，都有許多人討論，不過不管如何，以營養師的角度來說，還是非常支持大家多多攝取乳製品，除了能補充鈣質、蛋白質，而豐富的礦物質和維生素還能幫助抗氧化。

這時有人就會問：「營養師，但我是素食主義，沒辦法喝牛奶啊。」、「營養師，我有乳糖不耐的問題，一喝牛奶就不舒服。」諸如此類的問題總是在我身旁出現，而近年來，**植物奶**漸漸開始流行，市售植物奶也琳瑯滿目，但你知道植物奶跟動物奶的**營養價值大不同**嗎？以鈣質爲例，動物奶的鈣質高出常見的植物奶 **6 倍**以上，甚至更高！同時動物奶中的蛋白質屬於**高生物價**，更容易被人體吸收利用。

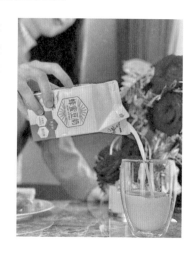

相比起來，植物奶只是原料來自於植物，**外型類似牛奶而已**。所以對於喝燕麥奶的人來說，別再以為這樣就是有喝到「奶」了喔，一樣有奶字，**營養組成卻完全不一樣**，也別再用植物奶取代你每天所需的乳製品，**植物奶不是奶！**大家別誤會了。但也不是植物奶不好，只是大家要了解這兩者是無法互相取代的。先來看看三大營養素「**蛋白質、脂肪、醣類**」的比例及營養成份分析，你就能更了解我在說什麼了。(以下為每杯約 250ml 之數值)

一樣叫「奶」營養組成不一樣！

類別	奶類	蛋白質類	澱粉類	澱粉類	油脂類
每杯 (約250ml)	全脂鮮奶	豆奶(無糖)	燕麥奶(無糖)	米奶	榛果奶
蛋白質 (g)	7.8	9	3.5	1.5	1.25
碳水化合物 (g)	12	1.8	26.75	34.3	9.5
脂肪 (g)	9	4.8	0.43	1.3	5.5
鈣質 (mg)	260	35	— (每家各異)	10	— (每家各異)

○以上為每杯(250ml)之數值，來源為食品營養成分資料庫及市售營養標示。
○每份商品依實際提供為準，營養資訊數值誤差範圍±20%。
版權所屬 © https://remincare.com/高敏敏營養師

植物奶可以代替動物奶嗎？小心越喝越胖！

	全脂鮮奶	豆漿 （無糖）	燕麥奶 （無糖）	米奶	榛果奶
類別	乳品類	豆魚蛋肉類	全穀雜糧類	全穀雜糧類	油脂與堅果 種子類
蛋白質	7.8g	9g	3.5g	1.5g	1.25g
碳水	12g	1.8g	26.75g	34.3g	9.5g
脂肪	9g	4.8g	0.43g	1.3g	5.5g
鈣質	260mg	35mg	每家各異	10mg	每家各異

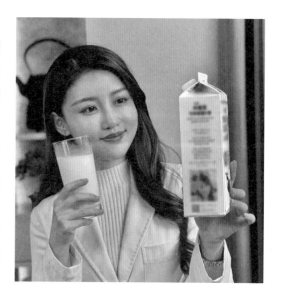

這樣比較下來有沒有發現，只有牛奶屬於**乳製品**，蛋白質跟鈣質含量都很高；豆漿其實就是**豆奶**，會有奶字只是因為它與牛奶類似，都是呈現白色液狀，在食物分類上屬於**蛋白質類**，同屬於豆魚蛋肉類，跟吃肉、吃豆腐一樣的意思；而燕麥奶其實是**澱粉類**，也就是**全穀雜糧類**，因碳水化合物含量高。這就是我說的兩者無法互相取代的原因，千萬不要認為喝了植物奶就覺得今天有喝到乳製品囉。

而衛福部的「**每日飲食指南手冊**」建議，一天最好喝 1.5～2 杯牛奶來補充鈣質（很多人都沒喝到吧？），每日鈣攝取量則要達到 1000mg，但依據國健署營養調查竟發現居然高達 8、9 成的人每天吃不到 1 份奶類，若又以植物奶取代牛奶，有可能更缺乏鈣質，我想這也是為什麼臨床上總是出現**蜂窩式骨質案例**的原因。

看到這邊會不會有個疑惑:「植物奶真的有這麼不好嗎?」其實不然!
我們再來看看市售常見的植物奶每 300ml 的營養價值:

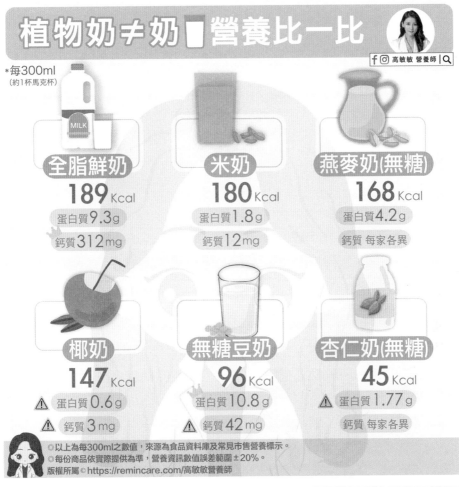

植物奶≠奶 營養比一比

*每300ml
（約1杯馬克杯）

全脂鮮奶
189 Kcal
蛋白質 9.3g
鈣質 312mg

米奶
180 Kcal
蛋白質 1.8g
鈣質 12mg

燕麥奶(無糖)
168 Kcal
蛋白質 4.2g
鈣質 每家各異

椰奶
147 Kcal
⚠ 蛋白質 0.6g
⚠ 鈣質 3mg

無糖豆奶
96 Kcal
蛋白質 10.8g
⚠ 鈣質 42mg

杏仁奶(無糖)
45 Kcal
⚠ 蛋白質 1.77g
鈣質 每家各異

◎以上為每300ml之數值,來源為食品資料庫及常見市售營養標示。
◎每份商品依實際提供為準,營養資訊數值誤差範圍±20%。
版權所屬©https://remincare.com/高敏敏營養師

	米奶	燕麥奶	椰奶	無糖豆奶	杏仁奶
卡路里	180kcal	168kcal	147kcal	96kcal	45kcal
蛋白質	1.8g	4.2g	0.6g	10.8g	1.77g
鈣質	12mg	每家各異	3mg	42mg	每家各異

植物奶可以代替動物奶嗎?小心越喝越胖!

比較下來，大多植物奶不是鈣質含量低，就是蛋白質低，只有無糖杏仁奶的鈣質多於全脂鮮奶，而米奶、燕麥奶、椰奶和無糖豆奶等的含鈣量都遠低於牛奶，**尤其是椰奶，營養價值最低**，它是以碳水化合物為主要成份，再加上**油脂**。但其實不論是動物奶還是植物奶，都還是有屬於它們不同的價值喔。

① 牛奶的優點

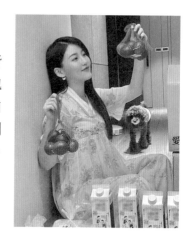

牛奶的鈣質，甚至是維他命 A、B 群含量，皆高於植物奶！動物性蛋白質的胺基酸組成也比較完整，對於人體是很好吸收的優質蛋白質，其實鈣含量雖然較豆漿低一些些，但利用率會比植物性好！因為植物含的膳食纖維、植酸草酸等都會影響鈣吸收。

② 植物奶的優點

大多植物奶的熱量和脂肪量比較低、富含膳食纖維及一些特殊營養物質，以豆奶為例，大豆中含有異黃酮，它的膽固醇及飽和脂肪酸含量也較低。

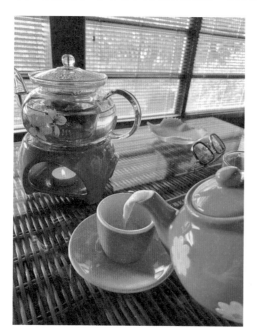

　　雖然動物奶及植物奶各有不同的優缺點，但最重要還是要了解兩者是沒辦法互相取代的，尤其是鈣質含量的多寡。我們前面說到，每日至少要攝取 1000mg 的鈣含量，既然無法用植物奶取代，那素食朋友或乳糖不耐症的人該如何攝取足夠的鈣質呢？

　　首先，全素者若是不喝牛奶，可以選擇多攝取**黑芝麻、豆干、傳統豆腐**等高鈣質豆製品；如果是乳糖不耐的朋友，**優酪乳**就是你很好的選擇，除了我們都知道

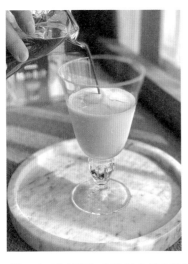

的益生菌能幫助平衡腸道菌相，也可以減少消化道的不適，因為優酪乳中多數的乳糖已被轉變成乳酸，酸性環境也讓營養更好吸收。

但不論是素食朋友還是乳糖不耐症，都必須做到攝取充足的鈣質，平時可以少吃**高糖、高鹹**食物、多運動支撐骨骼健康、多曬太陽補充維生素 D。如果是一般人更要做到每天喝 1.5~2 杯的牛奶，也可以用優酪乳、優格、起司做替代。否則缺鈣除了導致骨質疏鬆，也可能造成血壓不穩定、調解分泌失常、無法傳遞正確神經訊息等。平時如果有**抽筋、常疲倦易睏、指甲易斷、心情憂鬱**等身體警訊，可能就代表你**缺鈣**了，必須重視這些症狀並加以改善。

近年因為環保議題盛行，加上大家都想走健康路線，變成一堆人用植物奶代替動物奶！雖然植物奶不是沒有優點，但是以營養價值來說，還是沒辦法與動物奶相比，提醒大家除了植物奶不等於「奶」之外，也要適量飲用喔，以免分錯類別導致**越喝越胖**！所以說有「奶」字就很營養嗎？看完這篇好好思考一下吧。

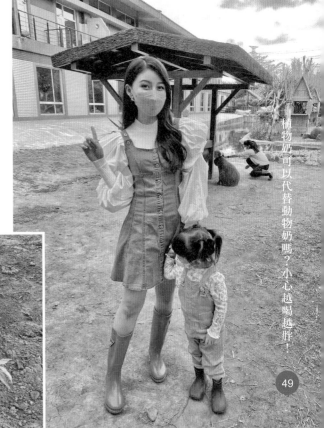

植物奶可以代替動物奶嗎？小心越喝越胖！

09 { 營養師推薦 6 種超級食物 神奇功效和吃法！ }

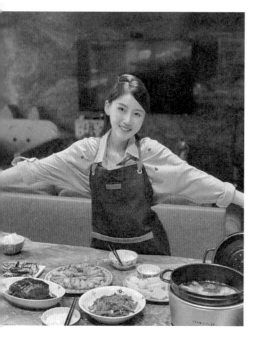

常常有人問我：「營養師，營養價值最好的食物是什麼？」其實我認為沒有所謂的最好，真要說的話就是「**超級食物**」，但是「超級」這個詞非常廣泛，身為營養師，究竟會推薦什麼呢？這篇就來介紹一些我個人很喜歡、營養價值又超高的食物給大家！

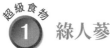

超級食物 1　綠人蔘

「綠人蔘」其實就是秋葵啦！我跟先生都超愛吃秋葵的，切開的秋葵裡面有透明的黏液，甚至有腸胃科醫師推薦秋葵是天然的腸胃藥呢！而且每 100g 的秋葵，熱量才 28kcal，所以很推薦大家多吃秋葵，尤其是以下 5 種族群。

1 低頭族

每 100g 的秋葵裡面就含有 2258 I.U. 的維生素 A、1355μg 的 β- 胡蘿蔔素，可以幫助護眼，對於低頭族好處多多，如果是長時間用眼過度、常待在暗處的人，建議可以多補充秋葵喔！

2 便秘族

秋葵裡面含有豐富的膳食纖維，每 100g 就有 3.7g 的膳食纖維，可以幫助把腸道裡的廢物和毒素排除體外，除了促進體內環保，同時也可以預防便秘喔。

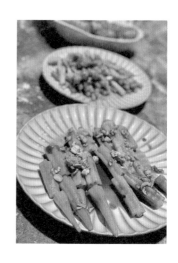

3 顧胃

維生素 A 除了可以護眼，也可以保護粘膜的
健康，對胃粘膜也有一定的幫助。加上切開的
秋葵常會有透明的黏液，就是所謂的黏液蛋
白，是屬於**果膠類**的一種膳食纖維，有潤滑腸
胃道的功能，對保護胃粘膜也很有效。

4 缺鈣族

我想多數人每天應該都沒有喝到 2 杯以上的牛
奶吧？如果含鈣食物又吃得不夠，當心大家都
成為缺鈣族喔！而秋葵中的鈣含量是不輸牛奶
的，每 100g 就有 **94mg 的鈣質**，在蔬菜中含
量算是非常豐富的，所以藉由秋葵來補鈣也是
一個不錯的方式！

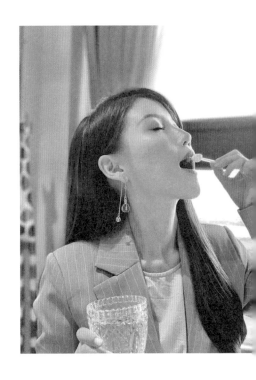

5 穩定血壓

如果想控制血壓、穩定血壓的人，秋葵也是很好的食物之一，另外每 100g
的秋葵也含有 50mg 的礦物質鎂、203mg 的鉀，也適合血壓偏高的人食用。

有沒有發現其實每個族群都很適合秋葵？它本身就是一個對健康很有益的
食材，但是很多人都很害怕秋葵的口感，所以都列為拒絕往來戶，我覺得
非常可惜。這裡推薦給大家我最愛的「**氽燙蒜蓉秋葵**」，做法很簡單，就
是把秋葵氽燙後灑上大蒜末、淋上醬油。

或是推薦大家可以吃涼拌秋葵，如果害
怕秋葵的黏滑感，可以加點適量的**芝麻
醬、蒜末、醬油**等調味，來蓋過秋葵的
味道；也可以將秋葵切片加入料理中，
例如做成蒸蛋、湯品，都是不錯的料理
方式喔！

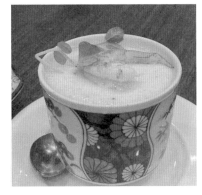

營養師推薦 6 種超級食物，神奇功效和吃法！

超級食物 2 酪梨

你們知道吃酪梨**要把它當成油脂類**，而不是**水果類**嗎？雖然以植物學來說酪梨的確是果實，但分析營養成分則是屬於**油脂類**，是不是很驚訝？這也是營養學的奧妙。不過大家也別擔心酪梨油脂高，因為它是屬於好油脂，建議可以當成水果的吃法單吃，或是當油脂的食材去替換飲食，這些都是**聰明不變胖**又健康的做法。

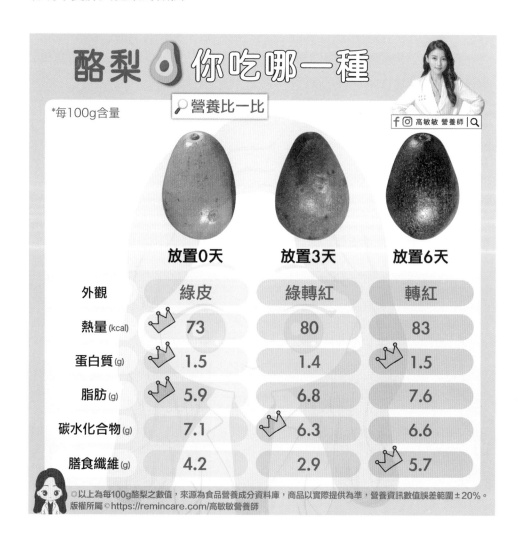

酪梨 你吃哪一種

營養比一比

*每100g含量

f ◎ 高敏敏 營養師

	放置0天	放置3天	放置6天
外觀	綠皮	綠轉紅	轉紅
熱量 (kcal)	👑 73	80	83
蛋白質 (g)	👑 1.5	1.4	👑 1.5
脂肪 (g)	👑 5.9	6.8	7.6
碳水化合物 (g)	7.1	👑 6.3	6.6
膳食纖維 (g)	4.2	2.9	👑 5.7

◎以上為每100g酪梨之數值，來源為食品營養成分資料庫，商品以實際提供為準，營養資訊數值誤差範圍±20%。
版權所屬◎https://remincare.com/高敏敏營養師

而酪梨中的單元不飽和脂肪約占 53%，還有多元不飽和脂肪約占 18%，能幫助降低血中膽固醇、促進脂溶性維生素吸收、預防動脈硬化、心血管疾病等。還有豐富的膳食纖維可以增加飽足感、延緩血糖上升速度、幫助順暢！酪梨還有維他命 A、C、E、B 群＋礦物質鉀、鐵、鎂等，是營養非常全面的植物果實！

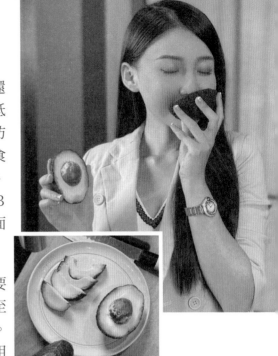

酪梨好處多多，但是份量上的控制是最重要的，小一點的酪梨，一天不要超過**半顆**；至於比較大顆的，一天大約不要超過 **1/4** 個。也要記得有吃酪梨的當天，就要減少烹調用油、避免吃進過多的脂肪跟熱量，身材才不會橫向發展喔。

你們都怎麼吃酪梨呢？像我最喜歡打成**酪梨牛奶**，幫助腸道順暢潤滑，牛奶中的鈣質更能幫助強健骨骼，最重要的是非常好喝喔！有時候我也會切片，並跟雞胸肉、生菜拌成沙拉，當做早餐或點心也很健康。

那麼沒吃完的酪梨該怎麼保存？建議酪梨剖開後可以馬上切塊或切片，並留下當下要吃的量，其他則放入冷凍庫保存，這樣做除了保留多數營養，也能避免過量攝取，更不擔心浪費。

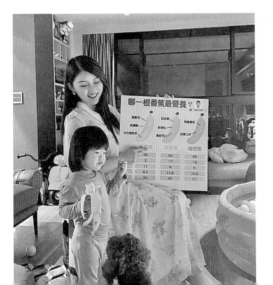

3 香蕉

香蕉可以說是「**水果界的 LV**」，它的營養功效和好處實在是太多了，盛產期又非常香甜可口，真的很少人不愛香蕉的，你們最喜歡吃什麼哪一種香蕉呢？一般來說不同成熟度的香蕉，營養價值也有所不同喔。

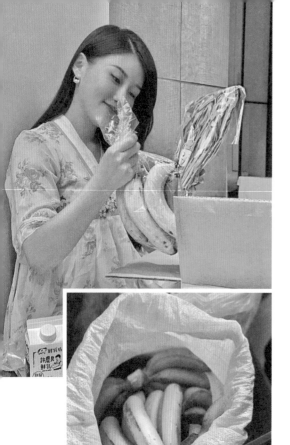

1 青皮香蕉

青皮香蕉的抗性澱粉最多、纖維也較高，除了吃了有飽足感，血糖也會比較平穩。

2 黃皮香蕉

黃皮香蕉是大家的最愛、熟度剛剛好，因為香甜可口、吃起來最順口。加上香蕉可以幫助潤腸又通便，建議吃完可以多喝水，幫助順暢一下！

3 褐點點香蕉

此時的香蕉**鉀離子**很豐富，可以幫助調整血壓，是高血壓朋友的好水果。但雖然熟透的香蕉熱量比較低，還是要多注意糖份，也提醒大家，**1 根香蕉大約等於 2 份水果**，不要一下子吃太多喔！

4 雞蛋

雞蛋是**很優質蛋白質**的來源，但在我之前的營養門診裡，很常遇見跟我說不愛吃蛋黃、只吃蛋白的人，每次聽到我都覺得太浪費營養了，因為**精華都在蛋黃**裡呀！像我每天早餐都會吃一顆雞蛋，也時常做關於蛋的料理，你們呢？每天都會吃蛋嗎？是不是也不愛吃蛋黃呢？

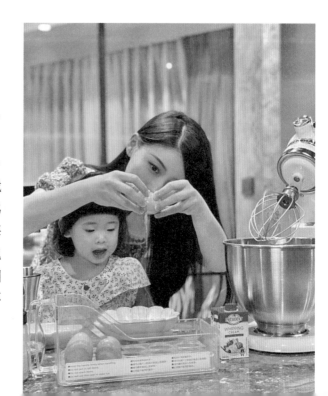

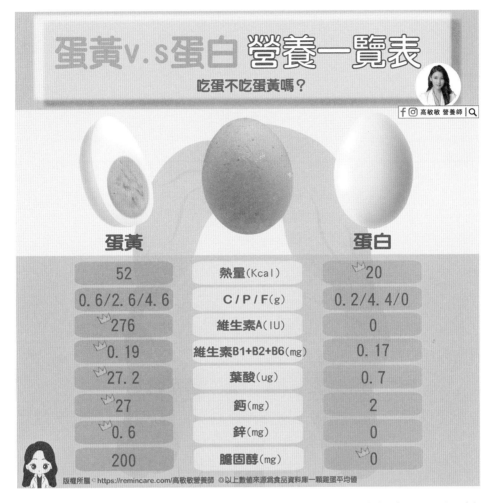

蛋黃 v.s 蛋白 營養一覽表

吃蛋不吃蛋黃嗎？

蛋黃		蛋白
52	熱量（Kcal）	♛20
0.6 / 2.6 / 4.6	C / P / F（g）	0.2 / 4.4 / 0
♛276	維生素A（IU）	0
♛0.19	維生素B1+B2+B6（mg）	0.17
♛27.2	葉酸（ug）	0.7
♛27	鈣（mg）	2
♛0.6	鋅（mg）	0
200	膽固醇（mg）	♛0

有沒有發現？蛋黃的維生素 A、葉酸、鈣質都比蛋白豐富很多耶！可以幫助黏膜健康、對準備孕懷或懷孕中的媽咪們是很好的營養，也可以增加保護力；蛋白則是無膽固醇的優質蛋白質來源，很多健身人士很愛吃，因為可以幫助**增肌減脂**。

而蛋白、蛋黃皆為優質蛋白質的來源，但許多人認為蛋黃膽固醇很高，導致吃蛋時只挑蛋白吃，但其實**食物膽固醇**對血膽固醇的影響並不大，加上人體膽固醇 70% 大部分都是**身體自己合成的**，僅有 30% 是來自吃下肚的食物，還有過多的壞脂肪才是刺激身體合成壞膽固醇的主要原因，像是甜點、炸物、麵包、奶油等，都會囤積過多脂肪。

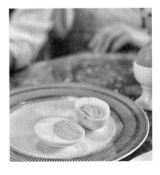

營養師推薦 6 種超級食物，神奇功效和吃法！

至於一顆正常大小的雞蛋，大約含有 210mg 的膽固醇，是低於每人每日建議攝取量 300 mg 以下的，所以對身體的影響並不大，反而蛋含有卵磷脂、膽鹼等，可以幫助脂肪代謝，所以才說吃蛋時最好整顆吃，才能攝取完整的營養。

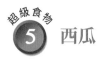

5 西瓜

你喜歡吃水果嗎？像我就超級愛吃水果，尤其是夏天盛產的西瓜，多汁的口感總讓我非常滿足，那你知道紅肉西瓜和黃肉西瓜，哪個比較營養呢？以下是每 100g 西瓜的營養和熱量比較喔。

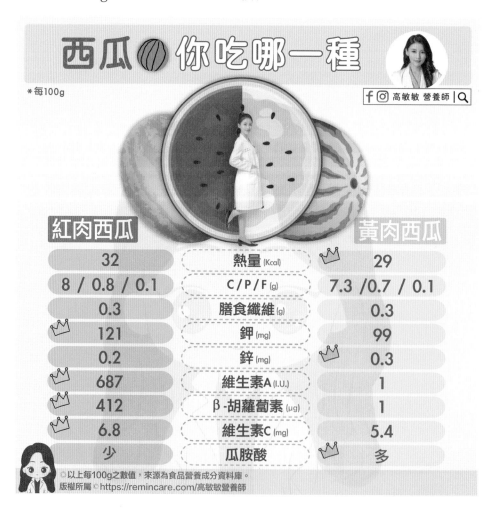

西瓜🍉 你吃哪一種

f Ⓘ 高敏敏 營養師

*每100g

紅肉西瓜		黃肉西瓜
32	熱量 (Kcal)	👑 29
8 / 0.8 / 0.1	C / P / F (g)	7.3 / 0.7 / 0.1
0.3	膳食纖維 (g)	0.3
👑 121	鉀 (mg)	99
0.2	鋅 (mg)	👑 0.3
👑 687	維生素A (I.U.)	1
👑 412	β-胡蘿蔔素 (µg)	1
6.8	維生素C (mg)	5.4
少	瓜胺酸	👑 多

◎以上每100g之數值，來源為食品營養成分資料庫。
版權所屬 © https://remincare.com/高敏敏營養師

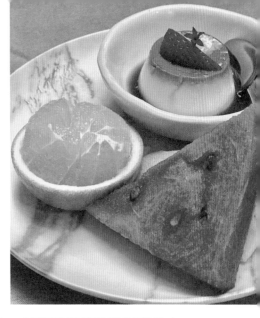

紅肉、黃肉西瓜到底哪個比較營養？我會說：「各自有它們的好處跟功效。」像是**紅肉西瓜**的維生素 A 跟 C 非常豐富，能幫助身體抗氧化、增強免疫力；豐富的 β- 胡蘿蔔素則可以轉化成維生素 A，具有維持視力、使肌膚水潤、保護黏膜的作用。而**黃肉西瓜**的瓜胺酸則能在體內轉換成男士們最愛的精胺酸，可以幫助血管放鬆、舒緩疲勞及緊張情緒，**熱量也比紅肉稍低一些**。但不論是紅肉還是黃肉，記得最重要的就是份量，每次都看到別人一大片西瓜拿著啃，甚至抱一整顆挖著吃，其實這樣都吃進好幾份水果了！建議可以切一切放吃飯的碗裡，**約 8 分滿就是一份水果**（約 60 大卡），一天最多 2 份的量即可。

提醒腸胃敏感者、減重的朋友，更要注意份量控制，如過超標可能會使血糖過高、脂肪囤積，原本健康的水果都不健康了。像我雖然很愛吃西瓜，但我一次就是吃 1 份，剩下扣打吃其他水果，這樣可以更均衡攝取各種植化素喔！

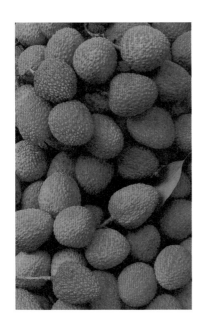

荔枝

夏天盛產的荔枝，小小一顆香甜美味又多汁，總是讓人忍不住一顆接一顆。有一次我印象很深刻，門診上有一位老奶奶特別愛吃荔枝，尤其是產量較少、果肉細緻的玉荷包最對她的味，家人也爲了孝敬老人家，每天輪流「進貢」，導致老奶奶每天都吃 1 大串，最後血糖飆高、昏迷送醫。可見水果吃對份量是很重要的，再好吃也要適可而止，接下來先給大家分析 每 1 顆荔枝剝殼後的熱量和營養素。

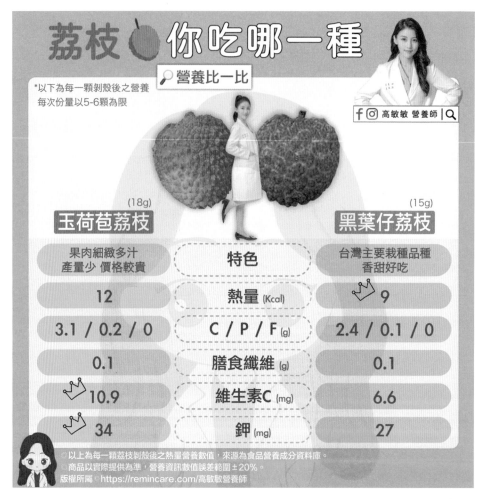

荔枝 你吃哪一種

營養比一比

*以下為每一顆剝殼後之營養
每次份量以5-6顆為限

f ⓘ 高敏敏 營養師 🔍

玉荷苞荔枝 (18g)		黑葉仔荔枝 (15g)
果肉細緻多汁 產量少 價格較貴	特色	台灣主要栽種品種 香甜好吃
12	熱量 (Kcal)	👑 9
3.1 / 0.2 / 0	C / P / F (g)	2.4 / 0.1 / 0
0.1	膳食纖維 (g)	0.1
👑 10.9	維生素C (mg)	6.6
👑 34	鉀 (mg)	27

以上為每一顆荔枝剝殼後之熱量營養數值,來源為食品營養成分資料庫。
商品以實際提供為準,營養資訊數值誤差範圍±20%。
版權所屬 ○ https://remincare.com/高敏敏營養師

荔枝小小一顆,導致很容易一口接一口,你總以爲沒有負擔,但其實荔枝的熱量、甜度都比很多水果還要高!以同樣 100g 的芭樂爲例,芭樂的糖份是9.8g,但是100g 荔枝糖份是17.3g,多了快一倍的量。建議吃荔枝時,一次以吃 5、6 顆爲限,而一天吃 1~2 次就好,尤其糖尿病、高血脂、需控制糖份的人更要注意份量,避免血糖波動、血脂肪飆高。但是荔枝的營養價值還是很豐富,維他命 C 含量高,可保護細胞、修復組織、增加免疫力,屬於很好的維他命 C 水果,建議大家把握時機品嘗荔枝,更要聰明吃!

　　這 6 大超級食物我們都很常見,同時也是我心目中的超級食物,每個食物都有它的營養價值和缺點,最重要的還是份量上的控制,不論是多好的食物,過量總是不好的,建議大家在關注它們的營養時,也要多注意份量有沒有超過喔!

10 最好的蛋白質 VS 最壞的蛋白質 排行榜大公開！

說到人體中最重要營養素，你會想到什麼？營養師一定會說都很重要，但是「蛋白質」也是我腦海第一個跳出來、最不可或缺的！你看一下我們身上的皮肉，最大的組成原料就是蛋白質。

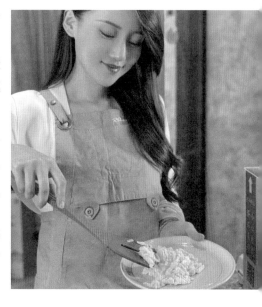

蛋白質可說是構成人體的基本原料，幫助我們的肌肉生長、讓我們有力氣，也減少飢餓感和穩定血壓、促進新陳代謝，同時也參與了免疫細胞、抗體的合成，也就是說，**有足夠的蛋白質，才能提升免疫力**！換句話說，人體中大大小小的事都需要蛋白質的幫助，但你知道蛋白質也有分好壞嗎？

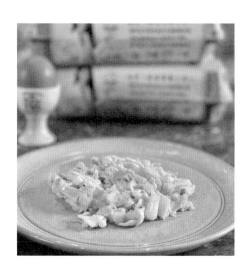

首先我們先來探討，每人每天總共需要吃多少蛋白質呢？國健署建議正常成人每日蛋白質攝取量約是體**重 (kg)X0.8= 蛋白質 (g)**，建議每日 6~8 份，而一個手掌的大小加上厚度，大約就有 3~5 份蛋白質，含量為 21~35g。我們主要可以從豆魚蛋肉類中去攝取蛋白質，並優先選擇**豆、魚、蛋**作為好蛋白質來源。

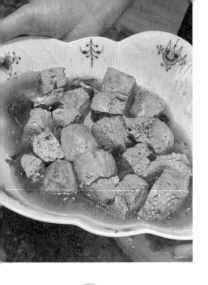

1 豆類

有豆漿、豆腐、豆干等豆製品，能吃越接近黃豆原型的豆腐是最好的，除了富含優質植物性蛋白，也不含膽固醇。而大豆中的大豆異黃酮、維生素 E、維生素 B 群，能改善代謝及腸道環境，更是植物性蛋白質不可或缺的優質來源。

2 魚類

不論是淡水魚或深海魚，都是很棒的來源。而深海魚的 Omega-3 脂肪酸更為豐富，我通常會建議大家每週可以吃 2~3 次的深海魚作為補充，像是鮭魚、鯖魚、秋刀魚等，來幫助身體降發炎、保護心血管、抗憂鬱等。

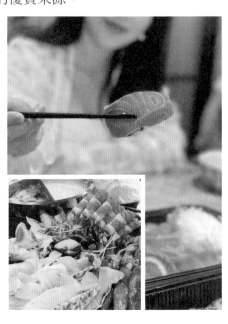

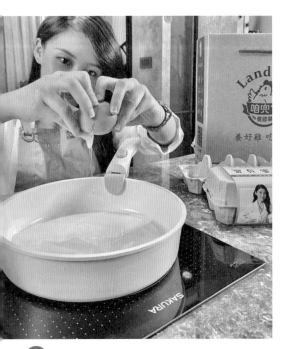

3 蛋類

蛋的部分最常見的就是雞蛋，特別叮嚀**蛋黃、蛋白**都要一起吃，因為很多精華都在蛋黃裡，像是維生素 A、葉酸，可以維持黏膜及身體的健康。通常**正常人每天吃 2~3 顆雞蛋**是沒問題的，但若患有高膽固醇血症、高血脂症、曾罹患動脈血管梗塞、肥胖或是脂肪肝患者等，建議一天應**少於 1 顆蛋黃**攝取量。

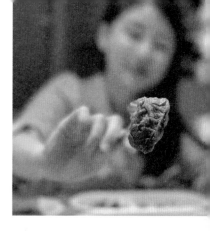

4 肉類

肉的話有分為白肉、紅肉,白肉像是雞鴨鵝肉;
紅肉則是有牛肉、豬肉、羊肉等,建議以雞胸肉、
雞里肌肉,或者是牛豬的後腿肉為優先選擇,因
為蛋白質含量高、脂肪含量較低。

其實很多人聽到蛋白質,可能都會覺得只有肉類或是動物性蛋白才
是優質來源,但是很多植物也富含很棒的蛋白質喔!加上植物性蛋白的脂
肪、膽固醇更低,**膳食纖維跟植化素**更豐富,如果每天食用部分的植物性
蛋白來取代動物性蛋白,也能讓身體更健康,還能降低死亡率!先奉上每
100g **植物蛋白**含量排行榜。

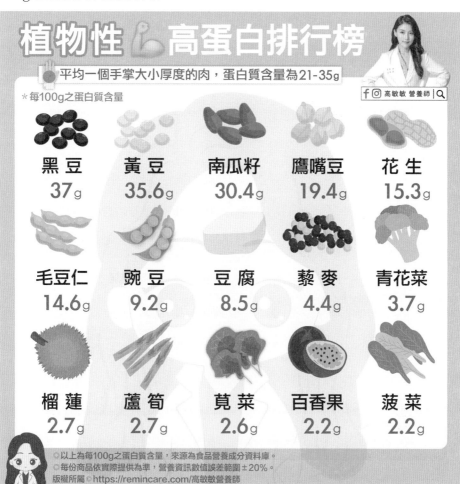

植物性 高蛋白排行榜

平均一個手掌大小厚度的肉,蛋白質含量為21-35g

*每100g之蛋白質含量

f ⊙ 高敏敏 營養師

黑豆	黃豆	南瓜籽	鷹嘴豆	花生
37g	35.6g	30.4g	19.4g	15.3g

毛豆仁	豌豆	豆腐	藜麥	青花菜
14.6g	9.2g	8.5g	4.4g	3.7g

榴蓮	蘆筍	莧菜	百香果	菠菜
2.7g	2.7g	2.6g	2.2g	2.2g

○以上為每100g之蛋白質含量,來源為食品營養成分資料庫。
○每份商品依實際提供為準,營養資訊數值誤差範圍±20%。
版權所屬○https://remincare.com/高敏敏營養師

有沒有發現很多植物的蛋白質含量都非常高，所以以後別光吃肉，植物性蛋白質也很重要！但是要特別注意南瓜籽、花生是屬於油脂類，食用時要注意份量，每天不超過 1 小把，尤其花生的油脂每 100g 就有將近一半都是脂肪，要特別注意！

而我常提到的「豆豆家族」：豆腐、黃豆、黑豆、毛豆等也都是很棒的植物性蛋白質來源！它們的蛋白質含量非常高，脂肪含量低、還是屬於蛋白質完整的「完全蛋白」，更是素食者必吃的優質蛋白來源。全素食者可以多交替食用各種植物性蛋白，比方說碗豆搭配毛豆，或是黃豆搭配藜麥，這樣也能讓胺基酸更完整、甚至營養更均衡，畢竟食物彼此都有其無可取代的地方。但是豆豆家的營養素各自不同，有的屬於澱粉類、有的是蛋白質類，補充營養素之前，一定要看清楚下面這張圖表喔。

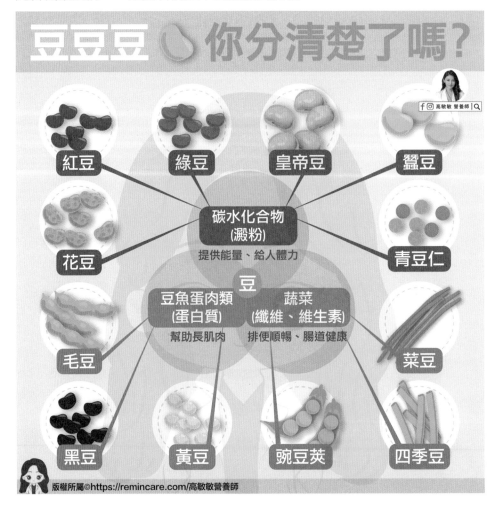

明白了蛋白質的重要性，聰明選擇蛋白質食物就顯得更爲重要，上述不論是動物性還是植物性蛋白，都是屬於優質蛋白質，那什麼又是「**壞的蛋白質**」呢？

1 培根、臘肉

加工肉不用說，非常不建議吃！我說過很多次了。培根及臘肉是經過許多加工而做成的精緻肉品，其中有許多飽和脂肪，鈉含量也非常高。

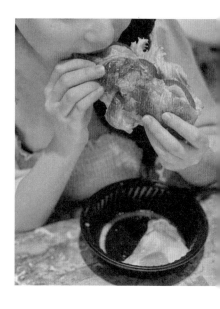

2 熱狗

熱狗是豬肉、雞肉、牛肉的混合體，加上製作時會加入很多添加物、調味劑等，導致裡面眞正的肉含量少很多，鈉含量也非常高！有些業者爲了延長保存，更會在製作時額外添加造成身體負擔的化學物，所以看不到原型的加工肉品盡量不要吃。

3 火腿

火腿是經過了醃漬、熟成、風乾處理，鈉含量也提升許多，不健康之外，更別說獲得蛋白質了。

這 3 種食物其實都屬於加工肉品，不是肉的原型食物本人，加上世界衛生組織國際癌症研究總署（IARC）已宣布將**加工肉品列為一級致癌物**，它們都有充分證據顯示會致癌。而這項結果是由 22 位來自 10 個國家的專家，探討後所做出的結論，他們表示每天食用 50g 的**加工肉品**，會增加 **18%** 罹患大腸癌的風險；而每天食用 100g 的**紅肉**，會增加 **17%** 罹患大腸癌的風險！

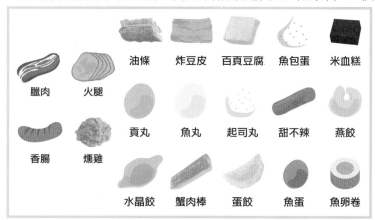

臘肉　火腿　油條　炸豆皮　百頁豆腐　魚包蛋　米血糕
香腸　燻雞　貢丸　魚丸　起司丸　甜不辣　燕餃
水晶餃　蟹肉棒　蛋餃　魚蛋　魚卵卷

最好的蛋白質 vs 最壞的蛋白質排行榜大公開！

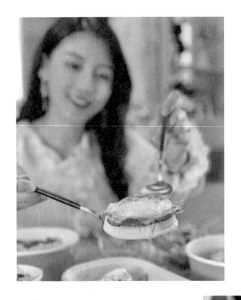

4 漢堡肉

漢堡肉是利用絞肉打碎，再合成肉末的肉餅，所以熱量高之外，脂肪量也很驚人，以每 100g 的漢堡排來說，就有 18.5g 的脂肪，雖說漢堡確實能提供蛋白質，但這脂肪量你還敢吃嗎？另外，漢堡常會加入各種醬料或是配料，讓整體熱量更提升，所以即便有蔬菜當障眼法，也沒辦法獲得完整優質蛋白質。

5 炸雞

其實雞肉本身是很棒的蛋白質來源，尤其選低脂肪部位更是優質蛋白質。但是當油炸過之後，熱量就會翻到 2 倍以上，油脂含量也會跟著增加，而那些高質量的蛋白質也通通變成了**飽和脂肪**！對腰圍和心血管都非常不好，同時原本的營養也面目全非了！

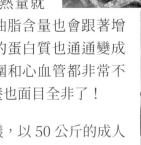

而且根據衛福部建議，以 50 公斤的成人為例，一天所需熱量大約為 1500kcal，而脂肪攝取不超過 50g，所以光 1 隻炸雞的熱量及油脂，其實就很容易爆表了！還是建議一樣的食材，若是能利用蒸、煮、滷、烤的烹調方式，就盡量少油炸吧！

　　總結來說，上面這些食物雖然也能提供蛋白質，但是卻帶來了更多對身體和身材都無益的不健康成份，所以還是少碰為妙，也建議有在鍛鍊肌肉的朋友、孕媽咪、長者，或需要控醣的人，一定要更注意優質蛋白質的攝取，除了防止肌肉流失，也能降低**身體發炎、肥胖和三高**的發生率喔。

11 { 豆腐也有假的?! 吃錯豆製品熱量爆表! }

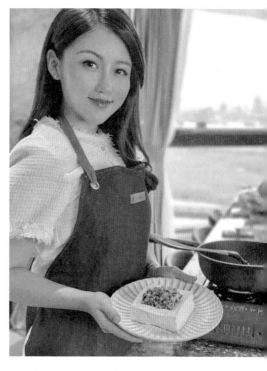

　　豆腐是國民美食、吃法千變萬化，同時也是很好的蛋白質來源，也富含鐵、鈣等礦物質，無麩質、不含膽固醇，是營養師眼中最愛的原型食物之一，熱量低的豆腐更是許多人的**減肥首選**。

　　豆腐是黃豆製成，黃豆是很健康的優質植物蛋白、富含膳食纖維，可以保持肌肉量、改善腸道環境，增加飽足感；黃豆中含有多酚的大豆皂苷，幫助抑制脂肪生成及堆積、預防動脈硬化、高血壓，另外維生素 E、維生素 B 群可以**幫助代謝**！其中還含有大豆異黃酮及大豆纖維，幫助降低心血管疾病的機率，也可以補充女性荷爾蒙。豆腐也屬於低熱量、低 GI 的食物，平穩血糖波動起伏。

　　豆腐營養價值高，市售款式也是琳瑯滿目，但其實每一種豆製品的成份、熱量、脂肪等都不一樣，其中也暗藏許多玄機，所有的豆製品都是好食物嗎？其實不然喔！來看看這些黃豆家族成員，先說～我最愛涼拌嫩豆腐，最害怕百頁豆腐！爲什麼呢？先給大家分析一下豆腐家族的做法跟營養吧！

 ## 豆製品的製作方式

黃豆榨汁做成→豆漿
豆漿＋凝固劑→豆花
豆花＋壓力脫水→嫩豆腐、板豆腐
板豆腐油炸→油豆腐

嫩豆腐冷凍→凍豆腐
板豆腐再壓＋烘乾→豆干
豆漿加熱時上面一層一層的薄膜做成→豆皮

豆腐家族 比一比

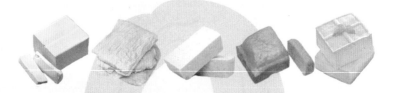

	嫩豆腐	豆皮	百頁豆腐	豆干	板豆腐
熱量(Kcal)	53	209	196	161	88
脂肪(g)	3.0	11.0	⚠ 13.1	8.6	3.4
蛋白質(g)	4.9	25.3	13.4	17.4	8.5
鈣(mg)	13	62	33	685	140
鉀(mg)	165	382	17	166	180

◎以上數值為各種豆製品每100g平均值
https://remincare.com/高敏敏營養師

一粒黃豆 多種豆製品 ✦
黃豆の加工 全紀錄

☑ 豐富的植物性蛋白
☑ 低膽固醇
☑ 好加工、素食者補充蛋白質的好幫手

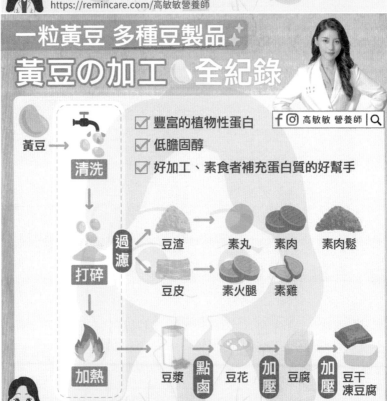

黃豆 →
清洗
↓
打碎 → 過濾 → 豆渣 → 素丸　素肉　素肉鬆
　　　　　　　→ 豆皮 → 素火腿　素雞
↓
加熱 → 豆漿 →[點鹵]→ 豆花 →[加壓]→ 豆腐 →[加壓]→ 豆干 凍豆腐

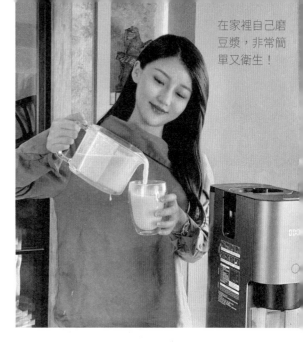

在家裡自己磨豆漿，非常簡單又衛生！

營養師最害怕的百頁豆腐，大多是用大豆蛋白為原料、**澱粉當黏稠劑**，再加大豆油、食品添加物製成的！簡單來說，就是**黃豆加油**～所以油脂含量才這麼高！1條百頁豆腐185g可以高達363大卡！

看下表會有更清楚地概念→老話一句～加工越少越好！

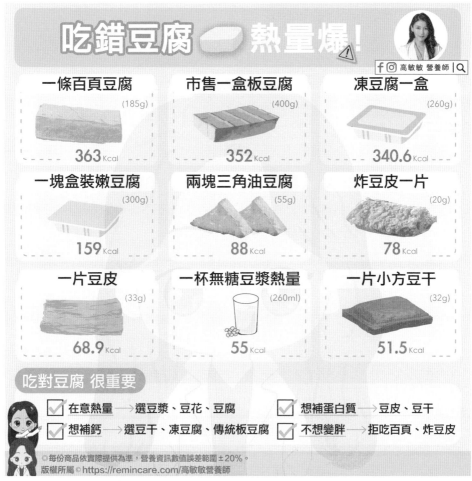

吃錯豆腐 🫓 熱量爆！

f @ 高敏敏 營養師 🔍

一條百頁豆腐	市售一盒板豆腐	凍豆腐一盒
(185g)	(400g)	(260g)
363 Kcal	**352** Kcal	**340.6** Kcal

一塊盒裝嫩豆腐	兩塊三角油豆腐	炸豆皮一片
(300g)	(55g)	(20g)
159 Kcal	**88** Kcal	**78** Kcal

一片豆皮	一杯無糖豆漿熱量	一片小方豆干
(33g)	(260ml)	(32g)
68.9 Kcal	**55** Kcal	**51.5** Kcal

吃對豆腐 很重要

- ☑ 在意熱量 → 選豆漿、豆花、豆腐
- ☑ 想補鈣 → 選豆干、凍豆腐、傳統板豆腐
- ☑ 想補蛋白質 → 豆皮、豆干
- ☑ 不想變胖 → 拒吃百頁、炸豆皮

◎每份商品依實際提供為準，營養資訊數值誤差範圍±20%。
版權所屬 https://remincare.com/高敏敏營養師

豆腐也有假的?!吃錯豆製品熱量爆表！

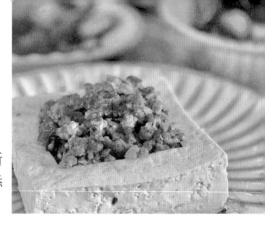

1 板豆腐
市售 1 盒板豆腐約 400g
熱量約 352 kcal

製作板豆腐時，加壓步驟會多一些，所以口感扎實、水份保留比較少，加上添加了凝固劑，所以鈣質含量更為豐富。

2 嫩豆腐
1 塊盒裝嫩豆腐約 300g
熱量約 159 kcal

嫩豆腐的製作過程與板豆腐類似，但凝固劑少、水分也保留比較多，所以口感非常軟嫩，不過鈣質就會沒有板豆腐來的豐富。

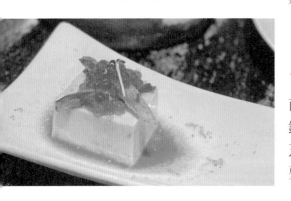

3 豆皮
1 片豆皮約 33g
熱量約 68.9 kcal

豆皮是豆漿上的表膜乾燥後製成的，而豆皮價值豐富，含有蛋白質、胺基酸、鈣、鐵等礦物質。但很多店家都會將豆皮做油炸烹調，熱量及油脂也因此高出許多，建議想要吃豆皮的人還是選擇非油炸豆皮！

4 三角油豆腐
2 塊三角油豆腐約 55g
熱量約 88 kcal

油豆腐是透過各種調味及油炸，加上泡入充滿油脂的湯汁製成的，整個油被豆腐吸飽，熱量自然提高許多，怕胖或高血脂的人不建議攝取。

5 凍豆腐
凍豆腐 1 盒約 260g
熱量約 340.6 kcal

吃火鍋時大家最愛把凍豆腐一個個丟入，但因為凍豆腐是嫩豆腐冷凍而來，去掉含水量後整體的熱量也提升許多，加上下鍋後吸飽湯汁，也會增加不少熱量。

6 豆干
1 片小方豆干約 32g
熱量約 51.5 kcal

豆干是豆腐經過加壓及烘乾製成的，含水量比豆腐低，所以營養密度也比豆腐高，熱量也因此提高。不過因為豆干營養價值豐富，所以還是屬於優質的黃豆加工製品喔！

豆腐也有假的?! 吃錯豆製品熱量爆表！

7 豆漿

一杯無糖豆漿為 260ml
熱量約 55 kcal

豆漿為黃豆榨汁而成，其中富含大豆異黃酮等營養；膽固醇和飽和脂肪酸含量也比較低，蛋白質也很豐富！但提醒大家不要拿豆漿或其他植物奶，來代替牛奶等乳製品的鈣質，畢竟以營養食物代換上，還是不能相互取代的！

8 百頁豆腐

一般百頁豆腐約為 185g
1 條就可以高達 363 kcal

如前述所說百頁豆腐一直是大家的最愛，但同時卻是**營養的地雷**！大多百頁豆腐是利用大豆蛋白為原料、澱粉當黏稠劑，再加大豆油、食品添加物製成的，簡單來說就是黃豆加了油，所以油脂含量才這麼高，熱量自然跟著提升。而百頁與傳統豆腐相比起來熱量差了約 **4~5 倍**，大家真的要少吃呀！

9 臭豆腐

臭豆腐香氣十足，多汁的口感常讓人欲罷不能，而且一定要把泡菜塞到臭豆腐裡面一起吃！但是你知道嗎？**光是 1 份臭豆腐就將近 530kcal，鈉含量更是高達 2300mg**！一天的鈉含量建議攝取量為 2400 mg，小小 1 份臭豆腐直接要飆破整天鈉攝取量了，提醒大家淺嚐即可，否則當心水腫及體重找上門喔！

 豆腐家族營養價值選擇法

✓ 在意熱量→選豆漿、豆花、豆腐

✓ 想補鈣→選豆干、凍豆腐、傳統板豆腐

✓ 想補蛋白質→豆皮、豆干的含量會較高唷

想不到這些都被稱為豆腐、豆製品，一樣都是黃豆製成的，居然差這麼多吧！所以我建議攝取低加工的豆腐，少選擇百頁、炸豆皮、油豆腐、臭豆腐等，以免攝取過多的熱量、鈉、油脂。

另外，除了正確選擇原型豆腐，烹調上也必須注意，畢竟不論是什麼食物，還是加工越少越好。而不同豆腐也有不同功用，小小一塊豆腐居然也有這麼多學問，以後大家知道要如何挑選了吧？吃進口感的同時也要增進健康，才是聰明吃豆腐的方法喔！

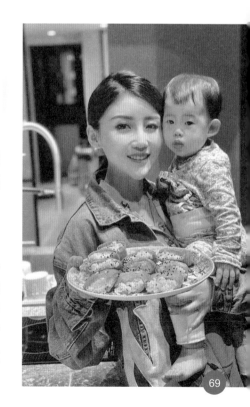

12 補鈣只能喝牛奶？ No~ 這些食物也超給力！

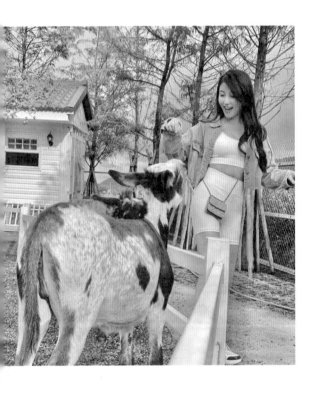

我在臨床營養門診上遇過不少骨質疏鬆的老人家，或是想長高的小朋友，都是家人帶到門診，開頭第一句話就是問：「營養師，補鈣就是要多喝牛奶對吧？可是家裡就很少喝牛奶啊！」、「家人吃素不喝奶」、「我們家喝牛奶會乳糖不耐、拉肚子……」大家對牛奶總是有很多的疑問，但是到底誰說補鈣只能喝牛奶啊？根本不是好嘛！

可能大家對於補鈣的印象一直停在喝牛奶，但又有很多的狀況沒辦法喝牛奶，因此「國民營養健康狀況變遷調查」才會發現，我們6歲以下幼兒的鈣攝取不足率約6成，其他年齡層更高達 9 成以上！尤其是 13~18 歲國中及高中生的鈣攝取將近 100% 未達建議量。若長期鈣質攝取量不足，對兒童或青少年容易導致骨骼成長不良、成人或長者易發生骨質疏鬆症，除此之外鈣質也跟穩定血壓、調節內分泌、傳遞神經訊息等重要功能息息相關。

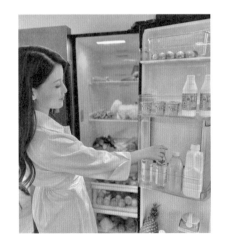

在這裡直接奉上鈣質食物排行榜給大家，以每 100g 的食物來看，**第一名就是小魚乾喔！**

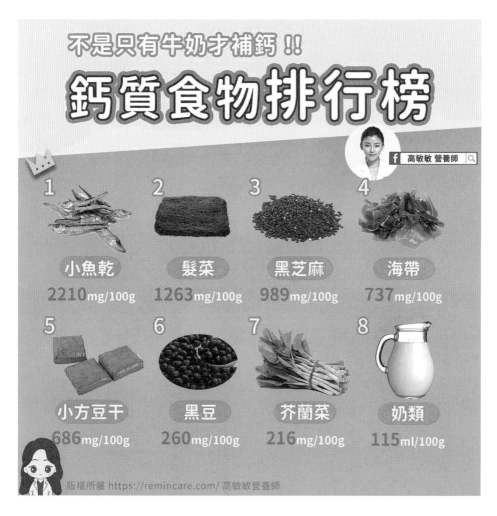

不是只有牛奶才補鈣!!
鈣質食物排行榜

f 高敏敏 營養師

1 小魚乾	2 髮菜	3 黑芝麻	4 海帶
2210mg/100g	1263mg/100g	989mg/100g	737mg/100g

5 小方豆干	6 黑豆	7 芥蘭菜	8 奶類
686mg/100g	260mg/100g	216mg/100g	115ml/100g

版權所屬 https://remincare.com/ 高敏敏營養師

沒想到吧？還是有很多食物鈣質含量是比鮮奶還豐富的，建議想要補鈣的大家可以把上面的食材一起做料理，來個補鈣大餐。像我平常會用小魚乾炒芥蘭菜，或者在烹煮火鍋湯頭時，加入海帶跟小魚乾一起烹煮，這樣做會讓料理變得更好吃之外，鈣質含量也是很豐富的。或是磨豆漿時可以放入黑豆做成黑豆漿，把黑豆的營養，如花青素、膳食纖維跟鈣質通通吃下肚。

補鈣只能喝牛奶？No～這些食物也超給力！

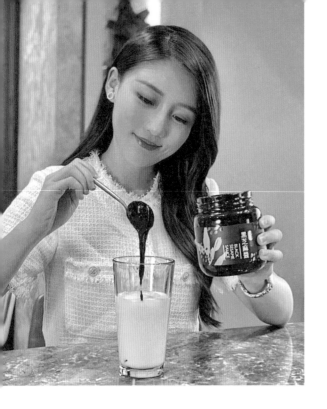

也可以直接將黑芝麻融入飲食生活，比方說在白飯上撒上黑芝麻，或在牛奶中添加黑芝麻粉，變成黑芝麻牛奶，都是很好增加鈣質的攝取方式。講到這邊你們不覺得都想來一杯黑芝麻牛奶了嗎？豐富的奶香跟黑芝麻香氣在嘴中迴盪，又能吸收到滿滿的鈣質，真的是想到就令人開心的一件事呢！

也要小提醒大家，髮菜雖然含鈣量很高，但建議要多確認產品標示跟來源，或者是選人工種植的髮菜產品，因為髮菜有兩種，一種來自於沙漠、一種來自於海洋，而生長在沙漠地區的髮菜是可以讓土壤飽水，扮演著鞏固土地、減緩沙漠化的重要角色，如果過量採收會造成土壤的貧瘠化，也很耗費人力，所以支持環保的我們就要少吃這類髮菜或選擇髮菜的替代品，更要多加確認產品標示及來源。

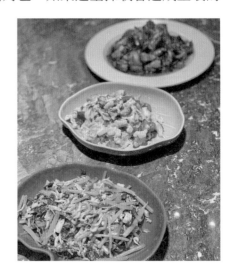

再來是很多素食朋友會提問的，尤其是全素朋友最在乎他們能吃的食物還有哪種有鈣質？你們知道嗎，**其實蔬菜也是含有鈣質的！**奉上一張含鈣蔬菜排行榜給你們參考，以每 100g 的紫菜來說，就有342mg 的鈣質喔！

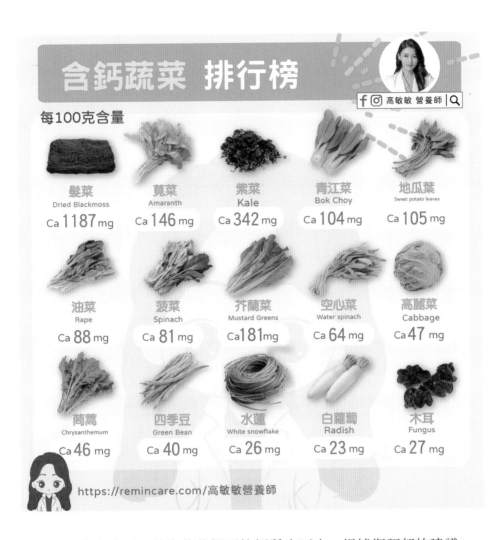

含鈣蔬菜 排行榜

f ⊙ 高敏敏 營養師 | Q

每100克含量

髮菜 Dried Blackmoss	莧菜 Amaranth	紫菜 Kale	青江菜 Bok Choy	地瓜葉 Sweet potato leaves
Ca 1187 mg	Ca 146 mg	Ca 342 mg	Ca 104 mg	Ca 105 mg
油菜 Rape	菠菜 Spinach	芥蘭菜 Mustard Greens	空心菜 Water spinach	高麗菜 Cabbage
Ca 88 mg	Ca 81 mg	Ca 181 mg	Ca 64 mg	Ca 47 mg
茼蒿 Chrysanthemum	四季豆 Green Bean	水蓮 White snowflake	白蘿蔔 Radish	木耳 Fungus
Ca 46 mg	Ca 40 mg	Ca 26 mg	Ca 23 mg	Ca 27 mg

https://remincare.com/高敏敏營養師

　　有沒有發現？其實蔬菜裡面的鈣質也不少，根據衛福部的建議，0~6 歲一天要吃到 300~600 毫克的鈣、7~9 歲為 800 毫克、10~12 歲為 1000 毫克、13~18 歲為 1200 毫克、成人則為 1000 毫克，我建議每人每天最少要吃到 **1 碗半 (3 份)** 以上的蔬菜，所以想要補鈣的朋友，可以從上面含鈣量豐富的蔬菜中去挑選喔！補鈣之餘也能更營養均衡。

　　回到正題，衛福部建議我們每日要吃 1.5~2 分乳製品，除了喝牛奶，還能怎麼補充乳製品呢？給大家看看補鈣的乳製品還有哪些？其實選擇是非常多的！下面圖表我有標註 1 份乳品量是多少，接下來我們就一一來解說吧！

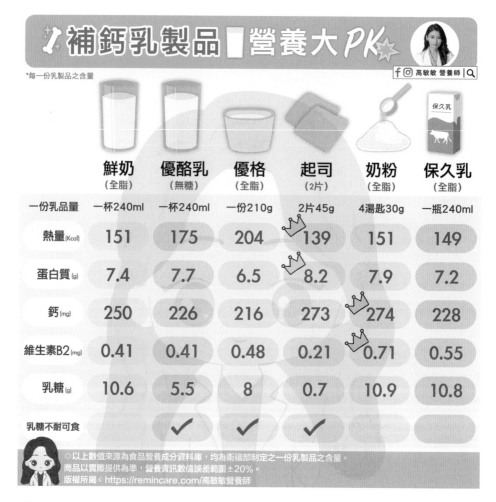

補鈣乳製品 營養大PK

*每一份乳製品之含量

f ⊙ 高敏敏 營養師 | Q

	鮮奶 (全脂)	優酪乳 (無糖)	優格 (全脂)	起司 (2片)	奶粉 (全脂)	保久乳 (全脂)
一份乳品量	一杯240ml	一杯240ml	一份210g	2片45g	4湯匙30g	一瓶240ml
熱量(Kcal)	151	175	204	139	151	149
蛋白質(g)	7.4	7.7	6.5	8.2	7.9	7.2
鈣(mg)	250	226	216	273	274	228
維生素B2(mg)	0.41	0.41	0.48	0.21	0.71	0.55
乳糖(g)	10.6	5.5	8	0.7	10.9	10.8
乳糖不耐可食		✔	✔	✔		

◎以上數值來源為食品營養成分資料庫，均為衛福部制定之一份乳製品之含量。
商品以實際提供為準，營養資訊數值誤差範圍±20%。
版權所屬ⓒhttps://remincare.com/高敏敏營養師

① 鮮奶（全脂）

1 份 = 240ml，熱量 151kcal，鈣 250mg。

建議早晚各喝 1 杯牛奶，滿足一天 50% 的鈣需求，剩下一半再吃其他含鈣食物，就能擁有足夠的攝取量，當然也可以選擇其他乳製品來替代牛奶。

② 優酪乳（無糖）

1 份 = 240ml，熱量 175kcal，鈣 226mg。

很多人因為乳糖不適症的關係不適合喝牛奶，可這時可以藉由優酪乳來代替，因為優酪乳中大部分的乳糖已被轉變成乳酸，幫助舒緩消化道的不適，

酸性環境也有助於身體吸收營養，益生菌同時能幫助平衡腸道菌。另外，**排便不順**者也可以選擇優酪乳，因為乳酸能刺激腸道蠕動，幫助增加腸道好菌；而**孕媽咪**需要大量的鈣質與蛋白質，優酪乳能提供媽咪所需；**愛運動**的朋友也可以即時補充優酪乳，碳水化合物及蛋白質能幫助恢復體力、組織修復及肌肉生長，並提升運動效果。

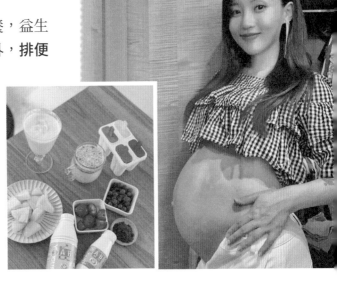

若不喜歡冰飲，也可將優酪乳放置室內回溫約 1 小時，不用擔心菌數與功效下降。也盡量選擇 A 菌、B 菌等的優酪乳，這是能通過胃酸及膽酸直達腸道菌種，維持好的消化道環境、增強防護力、鞏固菌相平衡。其實**優酪乳就是家裡冰箱裡的常備軍**，選無糖的才不會增加過多糖份的攝取，酸酸甜甜的味道跟其他蔬菜水果一起打成奶昔或蔬果汁，接受度會變高，也是我很喜歡的一個乳製品來源！

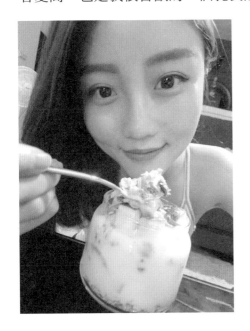

3 優格（全脂）

1 份 = 210ml，熱 量 204kcal，鈣 216mg。

優格也是乳糖不耐者可選擇的好幫手，跟優酪乳一樣可以補充好菌、改善腸道健康、增強免疫力。也建議吃好菌的同時，多攝取食纖維和寡糖，像是蔬菜、水果、全穀根莖類食物，裡面充滿益生菌的食物，可以幫助益生菌的生長。

補鈣只能喝牛奶？No～這些食物也超給力！

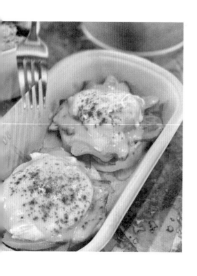

我想起曾經有個媽媽跟我分享，他們家的小朋友只要噗噗不順暢了，都會給他吃優格，其實優格裡面也含有好菌，我也時常搭配莓果或是水果，給小朋友吃水果優格點心。

④ 起司

1 份 = 2 片 45g 的起司，熱量 139kcal，鈣 273mg。
起司也是乳糖不耐者可選擇的食物，富含鈣質之外，也能維持心血管健康，有時我早餐就會直接加 2 片起司，來取代 1 份乳製品。

⑤ 奶粉 (全脂)

1 份 = 4 湯匙 (約 30g)，熱量 151kcal，鈣 274mg。
奶粉是乳品類中鈣質最豐富的，但是成人及寶寶的奶粉不能交換飲用，以免導致寶寶營養素過量或是成人的營養不足！很多長輩都會放 1 罐奶粉在家裡，比起鮮奶也比較不用擔心保存的問題，想喝時就勺個幾湯匙來補充，也是不錯的選擇！

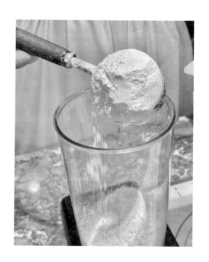

⑥ 保久乳

1 份 = 240ml，熱量 149kcal，鈣 228mg。
保久乳的來源跟鮮奶相同，**營養價值也與鮮奶差不多**，同時也方便攜帶。但關於保久乳一直有個迷思：保久乳不用冰不是因為添加了防腐劑，是因為利用了超高溫殺菌加上無菌包裝的技術，不用冷藏就可以放置在常溫長達 6 個月。你們不覺得保久乳喝起來有一股很特殊的奶香嗎？其實就是在殺菌過程中產生的自然反應而有的味道，我反而很喜歡這個味道呢！因此家裡也會放些保久乳，大人小朋友都可以喝！

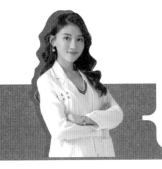

光補鈣還不夠，這些傷骨行為你都踩雷了嗎？

　　說了那麼多要補鈣的食物，但很多人無形之中可能做了很多傷骨頭的行為，或吃了骨質易流失的**地雷食物**，如果常常踩雷，補再多的鈣質都是事倍功半啊！

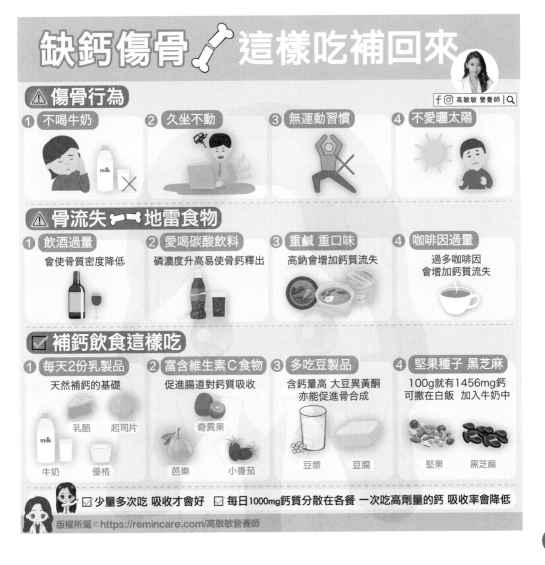

缺鈣傷骨 這樣吃補回來

f ⓘ 高敏敏 營養師 Q

⚠ 傷骨行為

1 不喝牛奶
2 久坐不動
3 無運動習慣
4 不愛曬太陽

⚠ 骨流失 ━ 地雷食物

1 飲酒過量
會使骨質密度降低

2 愛喝碳酸飲料
磷濃度升高易使骨鈣釋出

3 重鹹 重口味
高鈉會增加鈣質流失

4 咖啡因過量
過多咖啡因
會增加鈣質流失

☑ 補鈣飲食這樣吃

1 每天2份乳製品
天然補鈣的基礎

乳酪　起司片
milk
牛奶　　優格

2 富含維生素C食物
促進腸道對鈣質吸收

奇異果
芭樂　　小番茄

3 多吃豆製品
含鈣量高 大豆異黃酮
亦能促進骨合成

豆漿　　豆腐

4 堅果種子 黑芝麻
100g就有1456mg鈣
可撒在白飯 加入牛奶中

堅果　　黑芝麻

☑少量多次吃 吸收才會好　　☑每日1000mg鈣質分散在各餐 一次吃高劑量的鈣 吸收率會降低

補鈣只能喝牛奶？No～這些食物也超給力！

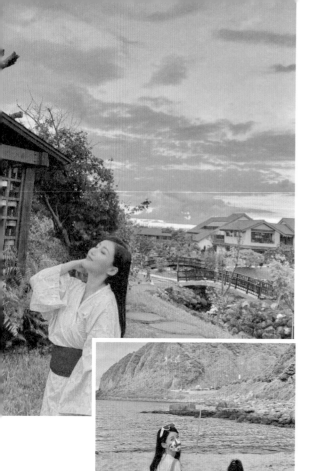

4 大傷骨行為

⠶ 1 不喝乳製品

牛奶或乳製品均含有豐富鈣質,攝取過少會缺鈣。

⠶ 2 久坐不動

久坐不動容易讓肌肉與韌帶退化,通常最常發生在內勤的上班族身上。

⠶ 3 無運動習慣

骨頭在生長的時候,會根據骨頭承受的重量來決定要長得多堅固,而運動才能讓吃到身體裡的鈣質轉化成骨質。

⠶ 4 不愛曬太陽

曬太陽主要補充維生素 D,維生素 D 作用之一就是促進鈣的吸收。

傷骨行為
2

4 大地雷食物

⠶ 1 飲酒過量

過量的酒精會使骨質密度降低。

⠶ 2 愛喝碳酸飲料

磷濃度升高,易使骨鈣釋出。

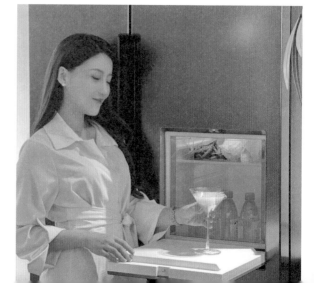

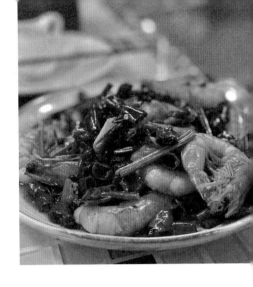

⋮⋙ 3 重鹹、重口味

高鈉食物會增加鈣質流失。

⋮⋙ 4 咖啡因過量

過多咖啡因會使鈣質流失，衛福部建議每日咖啡因攝取量不超過 300mg。

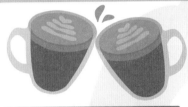

10/1國際咖啡日 ☕

這6種人 注意咖啡因減量!

🔍 國際咖啡日

f ⓘ 高敏敏 營養師 | Q

由國際咖啡組織 (International Coffee Organization)
邀全球各咖啡協會討論後敲定
每年10月1日全世界統一歡慶咖啡節。

⚠ 這些人要注意減量

心血管疾病
咖啡因是中樞神經的興奮劑會導致血管收縮

心律不整
過量會使神經系統過度興奮、引起心悸

腸胃疾病
咖啡因會刺激胃酸分泌空腹飲用易刺激腸胃

長期失眠者
咖啡因會影響大腦中的腺苷受體及刺激腎上腺分泌

孕婦孩童
不建議過量攝取影響孩童生長發育

骨質疏鬆者
咖啡因具利尿作用易使鈣、鎂等物質流失

建議正常人每日咖啡因攝取量<300-400mg
約一杯大美式 ☕

🔍 咖啡過量警訊

⚠ 焦慮焦躁　⚠ 越喝越累　⚠ 失眠　⚠ 心悸、心臟砰砰跳

⚠ 頭痛　　⚠ 胃痛　　⚠ 頻尿　⚠ 腹瀉

補鈣只能喝牛奶？No～這些食物也超給力！

地雷食物之外，傷骨行為也是導致缺鈣原因之一。所以為了避免骨質疏鬆跟營養不足帶來的危害，上面這些行為都要注意。平時也將每日所需的 1000mg 鈣質分散在各餐，鈣質吸收才會好，如果一次吃足高劑量的鈣，吸收率反而會降低喔。

如果你是易缺鈣的人，更沒有理由補鈣。現在開始多吃這些含鈣量豐富的食物、注意傷骨行為、提升鈣質吸收率，因為阻擋內憂外患一樣重要，一起進行補鈣大作戰吧！

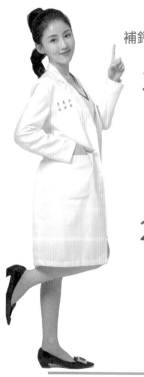

補鈣小秘訣這樣吃

1 可以在吃含鈣食物時搭配**維他命 C 豐富的食物**，維他命 C 可以幫助鈣質更好吸收，比方說可以吃**奇異果優格**，優格的鈣質搭配奇異果豐富的維他命 C，兩者相乘就可以提高鈣質的吸收；或是在飯後吃點維他命 C 水果，也能幫助當餐鈣質吸收。

2 有很多人問不喝牛奶能不能改喝豆漿？雖說牛奶屬於**乳製品類**，而豆漿屬於**蛋白質類**，兩者不可以互相替換。但老實說豆漿裡的大豆異黃酮可以幫助骨質的合成，加上它是植物性蛋白質，膽固醇及脂肪含量低、膳食纖維含量高，也是一個不錯的飲食來源。

13 {4張圖表教你如何
吃水果不發胖、營養滿點！}

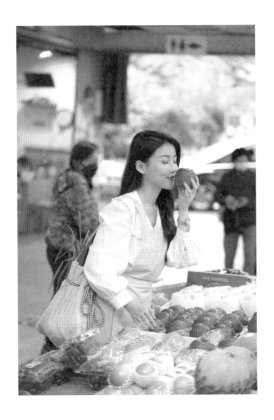

台灣一直有「水果王國」的美譽，因爲台灣屬於亞熱帶氣候，一年四季都有各式各樣美味的水果。而水果中富含膳食纖維、維生素、礦物質、植化素等，所以同時也是大家公認的營養食物代表。

我時常聽朋友跟我分享，他們都靠吃水果減重，沒特別吃其他油炸食物或加工品，**但總是瘦不下來！**爲什麼會這樣？因爲他們總認爲水果沒有熱量，或者熱量很低，所以餐餐吃水果，份量沒有在節制，相信很多減肥中的朋友都有這種迷思吧，結果越減越灰心。

除了熱量的問題，我也常在營養門診被大家吃水果的份量給嚇到！很多人都是把一大片西瓜捧著吃、芒果一整顆啃、荔枝和葡萄這種小顆的水果則是一顆接著一顆停不下來，其實這些吃法都是把 **10 份水果**當成每天的量 **1 份水果**在吃了！

同時我也遇過不少擔心水果太甜而不敢吃的人，只碰不甜的水果，其實這是水果的陷阱唷，的確隨著甜度不同，會有不同的熱量，但是並不代表吃起來不甜的水果熱量就很低喔！**許多不甜的水果熱量其實高得驚人，**比很甜的水果熱量還高，想不到吧？

簡單來說，**水果也有聰明的吃法**，那到底該怎麼吃才不會胖？現在開始跟我一起學會如何打造自己專屬的水果餐吧！首先，我們來了解「1 份水果」到底是多少？答案是：**1 份水果 =60 大卡 =15g 碳水化合物**。以數字來形容或許抽象了些，大家可以舉起自己的手握拳，1 個拳頭大小就等於 1 份水果，這是通常比較好抓份量的方式，但是如果像鳳梨、西瓜、芒果、木瓜等，這種比較難估算份量的水果，可以將其切丁、切片，放進一般的飯碗中，**大約 8 分滿就是 1 份水果**。下面這張懶人包，就是我幫大家抓出 1 份水果的量。

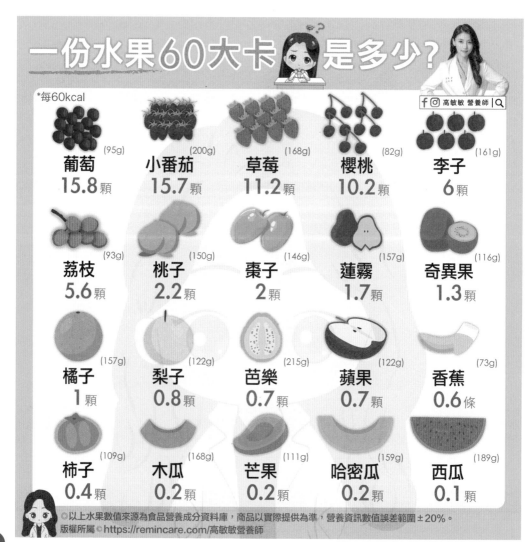

一份水果60大卡 是多少？

*每60kcal

f ⓘ 高敏敏 營養師 Q

葡萄 (95g)	小番茄 (200g)	草莓 (168g)	櫻桃 (82g)	李子 (161g)
15.8 顆	15.7 顆	11.2 顆	10.2 顆	6 顆

荔枝 (93g)	桃子 (150g)	棗子 (146g)	蓮霧 (157g)	奇異果 (116g)
5.6 顆	2.2 顆	2 顆	1.7 顆	1.3 顆

橘子 (157g)	梨子 (122g)	芭樂 (215g)	蘋果 (122g)	香蕉 (73g)
1 顆	0.8 顆	0.7 顆	0.7 顆	0.6 條

柿子 (109g)	木瓜 (168g)	芒果 (111g)	哈密瓜 (159g)	西瓜 (189g)
0.4 顆	0.2 顆	0.2 顆	0.2 顆	0.1 顆

◎以上水果數值來源為食品營養成分資料庫，商品以實際提供為準，營養資訊數值誤差範圍 ±20%。
版權所屬 ◎ https://remincare.com/高敏敏營養師

搞懂「1 份水果」的量後，一定有人開始好奇一天能吃多少？我建議**正常人一天可以吃 2~4 份**；糖尿病患者或需要控醣的人建議 2~3 份；三酸甘油酯過高的人，建議每天只能吃 2 份水果；血壓高的人可以**每天可吃到 4 份**，另外平常必須控制血糖者，建議飯後 2 小時再吃喔。

很多人問我：「營養師，水果到底是飯前吃還是飯後吃？」想必大家認知的吃水果時間都是在飯後吧？其實吃水果也有分時段，也應該針對每個人的不同狀態來分時間吃，並選擇正確的水果攝取，現在來看看你是屬於哪種人？以及什麼時候吃才正確？

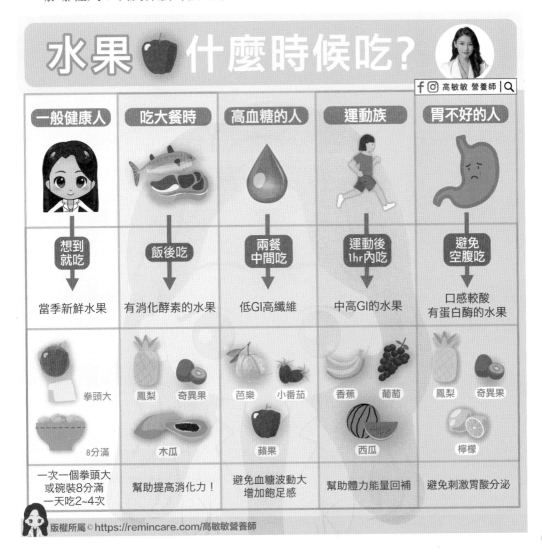

水果什麼時候吃？

高敏敏 營養師

一般健康人	吃大餐時	高血糖的人	運動族	胃不好的人
想到就吃	飯後吃	兩餐中間吃	運動後1hr內吃	避免空腹吃
當季新鮮水果	有消化酵素的水果	低GI高纖維	中高GI的水果	口感較酸有蛋白酶的水果
拳頭大 / 8分滿	鳳梨 奇異果 木瓜	芭樂 小番茄 蘋果	香蕉 葡萄 西瓜	鳳梨 奇異果 檸檬
一次一個拳頭大或碗裝8分滿一天吃2~4次	幫助提高消化力！	避免血糖波動大增加飽足感	幫助體力能量回補	避免刺激胃酸分泌

4 張圖表教你如何吃水果不發胖，營養滿點！

1 一般健康人

平常想到就可以吃，也可以每天在餐跟餐中間食用 1 份水果，並且盡量選擇當季新鮮水果，一次的份量就是前面所說的 1 個拳頭大，或碗裝 8 分滿，一天吃 2~4 次。

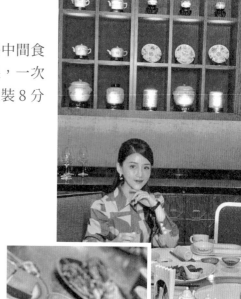

2 吃大餐時

建議飯後可以攝取有消化酵素的水果，幫助提高消化力！像**鳳梨富含膳食纖維及鳳梨酵素**，有助於蛋白質分解，飯後適量食用能促進消化、減少腹脹情形，而其中非水溶性膳食纖維在腸道中也能幫助水份吸收。此外，**木瓜中的木瓜蛋白酶**，也就是木瓜酵素，能幫助食物進行消化。奇異果也含有分解蛋白質的酵素，能促進蛋白質消化，防止胃悶。這些水果都可以促進腸胃蠕動，減少便祕的發生，**很適合飯後吃**

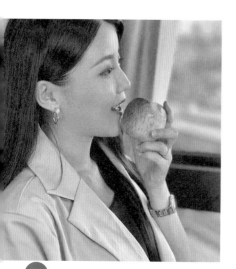

3 高血糖的人

建議有高血糖的人，**在兩餐中間吃低 GI、高纖維的水果**，可以避免血糖波動大，同時也能增加飽足感。推薦的水果有**芭樂、蘋果、小番茄**。芭樂是維生素 C 含量非常高的水果，能幫助調降血壓和血脂；蘋果中的膳食纖維、多酚可以幫助抑制血糖上升；小番茄中的茄紅素，可以幫助身體抗氧化、保護心血管。

④ 運動族

運動後的人，建議 1 小時內吃**中、高 GI 的水果**，幫助體力、能量回補。也可以以水果代替運動飲料，因為水果中含有最天然的糖和水份，加上會產生一定的飽腹感，不會讓正餐吃得過多。

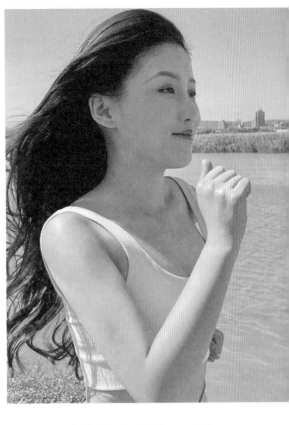

推薦運動後可以吃**香蕉、西瓜、葡萄**。運動後的人常常會選擇吃香蕉，是因為香蕉能讓身體快速補充葡萄糖、幫助肌肉修復，而香蕉中的鎂、鉀也可以預防抽筋等狀況。運動後也可以吃西瓜，因為大量出汗需要多補充水份，而西瓜含水量豐富，消暑解渴同時也能補充糖份，幫助提高及穩定血糖。另外西瓜中的瓜氨酸也能促進新陳代謝、緩解肌肉酸痛，建議運動後休息半小時再攝取。而葡萄中的花青素則可以幫助放鬆血管肌肉、減少關節腫脹。

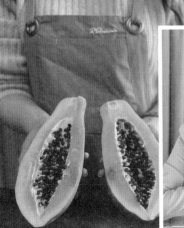

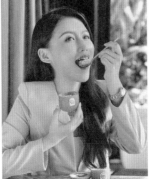

⑤ 胃不好的人

建議胃不好的人避免空腹吃口感較酸、有蛋白酶的水果，避免刺激胃酸分泌，像是鳳梨、奇異果、檸檬都是這類水果，可以改吃蘋果、木瓜、香蕉、櫻桃等。

4 張圖表教你如何吃水果不發胖、營養滿點！

再來看看這張夏季水果熱量排行，每100g的熱量是多少？

夏季水果 ☀ 熱量排行

誰説越甜熱量越高

*每100g含量

f ⓘ 高敏敏 營養師 🔍

釋迦	香蕉	龍眼	荔枝	葡萄
99 Kcal	**82** Kcal	**70** Kcal	**67** Kcal	**63** Kcal
醣份 26.6 g	醣份 22.1 g	醣份 17.9 g	醣份 17.3 g	醣份 16.6 g
纖維 2.7 g	纖維 1.6 g	纖維 1.8 g	纖維 0.8 g	纖維 0.2 g

百香果	鳳梨	芒果	紅龍果	水梨
58 Kcal	**51** Kcal	**48** Kcal	**48** Kcal	**39** Kcal
醣份 10.7 g	醣份 13.6 g	醣份 13 g	醣份 12.3 g	醣份 10.7 g
纖維 5.3 g	纖維 1.1 g	纖維 1.2 g	纖維 1.3 g	纖維 1.8 g

水蜜桃	李子	甜瓜	萊姆	西瓜(紅肉)
37 Kcal	**37** Kcal	**36** Kcal	**35** Kcal	**32** Kcal
醣份 9.7 g	醣份 9.6 g	醣份 8.9 g	醣份 7.7 g	醣份 8 g
纖維 1.7 g	纖維 1.7 g	纖維 0.5 g	纖維 1.9 g	纖維 0.3 g

◎以上水果為每100g之數值，來源為食品營養成分資料庫。每份商品依實際提供為準，營養資訊數值誤差範圍±20%。
版權所屬©https://remincare.com/高敏敏營養師

1 釋迦	2 香蕉	3 龍眼	4 荔枝
99kcal	82kcal	70kcal	67kcal
醣份 26.6g	醣份 22.1g	醣份 17.9g	醣份 17.3g
膳食纖維 2.7g	膳食纖維 1.6g	膳食纖維 1.8g	膳食纖維 0.8g

5 葡萄	6 百香果	7 鳳梨	8 芒果
63kcal	58kcal	51kcal	48kcal
醣份 16.6g	醣份 10.7g	醣份 13.6g	醣份 13g
膳食纖維 0.2g	膳食纖維 5.3g	膳食纖維 1.1g	膳食纖維 1.2g

9 紅龍果	10 水梨	11 水蜜桃	12 李子
48kcal	39kcal	37kcal	37kcal
醣份 12.3g	醣份 10.7g	醣份 9.7g	醣份 9.6g
膳食纖維 1.3g	膳食纖維 1.8g	膳食纖維 1.7g	膳食纖維 1.7g

13 甜瓜	14 萊姆	15 西瓜（紅肉）
36kcal	35kcal	32kcal
醣份 8.9g	醣份 7.7g	醣份 8g
膳食纖維 0.5g	膳食纖維 1.9g	膳食纖維 0.3g

你們有發現了嗎？雖然西瓜吃起來很甜，但是它每 100g 的熱量卻沒有釋迦高！其實會影響水果味覺甜度的關鍵，是水果裡面**「果糖、蔗糖、葡萄糖」**這 3 種糖的比例。「果糖、蔗糖、葡萄糖」一樣都是每公克 4 大卡，但是**果糖吃起來最甜**、蔗糖第二甜、葡萄糖吃起來最不甜，所以吃起來很甜的水果，不代表熱量一定是最高的喔，應該說它的糖類比例很討人喜歡。

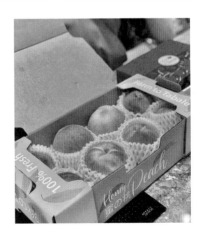

再來，每 100g 的水果和果乾的**熱量高低排行榜**大概是如何呢？下面列出了常見的水果熱量給大家參考，你最愛吃哪一種呢？我最愛水分高的瓜類：西瓜和哈密瓜！

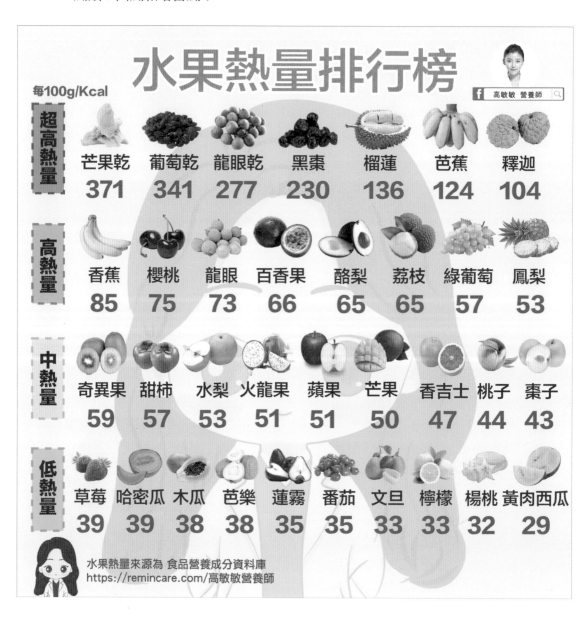

水果熱量排行榜

每100g/Kcal

高敏敏 營養師

超高熱量

芒果乾	葡萄乾	龍眼乾	黑棗	榴蓮	芭蕉	釋迦
371	341	277	230	136	124	104

高熱量

香蕉	櫻桃	龍眼	百香果	酪梨	荔枝	綠葡萄	鳳梨
85	75	73	66	65	65	57	53

中熱量

奇異果	甜柿	水梨	火龍果	蘋果	芒果	香吉士	桃子	棗子
59	57	53	51	51	50	47	44	43

低熱量

草莓	哈密瓜	木瓜	芭樂	蓮霧	番茄	文旦	檸檬	楊桃	黃肉西瓜
39	39	38	38	35	35	33	33	32	29

水果熱量來源為 食品營養成分資料庫
https://remincare.com/高敏敏營養師

超高熱量

1 芒果乾 371kcal
2 葡萄乾 341 kcal
3 龍眼乾 277 kcal
4 黑棗 230 kcal
5 榴槤 136 kcal
6 芭蕉 124 kcal
7 釋迦 104 kcal

高熱量

1 香蕉 85 kcal
2 櫻桃 75 kcal
3 龍眼 73 kcal
4 百香果 66 kcal
5 酪梨 65 kcal
6 荔枝 65 kcal
7 綠葡萄 57 kcal
8 鳳梨 53 kcal

中熱量

1 奇異果 59 kcal
2 甜柿 57 kcal
3 水梨 53 kcal
4 火龍果 51 kcal
5 蘋果 51 kcal
6 芒果 50 kcal
7 香吉士 47 kcal
8 桃子 44 kcal
9 棗子 43 kcal

低熱量

1 草莓 39 kcal	4 芭樂 38 kcal	7 文旦 33 kcal	10 黃肉西瓜 29 kcal
2 哈密瓜 39 kcal	5 蓮霧 35 kcal	8 檸檬 33 kcal	
3 木瓜 38 kcal	6 番茄 35 kcal	9 楊桃 32 kcal	

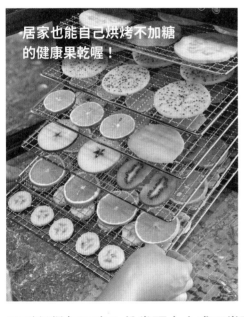

居家也能自己烘烤不加糖的健康果乾喔！

另外，愛吃**果乾**的朋友要特別注意，其實比較不推薦的就是拿果乾當作水果來吃！因為通常果乾會加糖製作，熱量與糖份自然會提高，加上重要的水溶性營養素跟水份很容易流失，還是建議多吃新鮮水果，比較能攝取到充足的維他命、植化素等，如果真的想吃果乾就自己烘烤吧！至少沒加糖、膳食纖維也不會流失。

特別要提醒營養不均衡的朋友，可以以水果代替高熱量的下午茶點心或手搖飲料喔！吃水果最重要的關鍵是掌握好「**攝取的份量**」，一般人只要記得**每天吃 2 份拳頭大小或正常碗裝 8 分滿的水果**即可，若是吃過量，再不甜的水果都還是會讓人發胖，也會影響血糖和血脂。看完後有清楚如何依照身體狀況來選擇合適的水果跟食用時間了嗎？原來吃水果也有這麼多學問！從現在開始學會聰明吃水果，相信大家都可以吃得安心又不怕胖喔！

4 張圖表教你如何吃水果不發胖、營養滿點！

14 幾乎人人都過勞爆肝，到底怎麼吃顧肝、補肝才有效？

壓力山大！

老是聽到很多人說熬夜會爆肝、工作太辛苦會爆肝、過勞也會爆肝，但其實醫學上沒有「**爆肝**」這個詞啦！

很多人認為睡不夠、太晚睡，肝臟會出問題，那是因為肝臟在睡眠時才會休息並讓機能回復正常；而清醒的時候，人體就會要求肝臟要維持它的功能、持續工作，所以如果超過肝臟的負荷，確實會造成肝功能突然下降，長期不改善就會造成傷害、病變，這篇就來聊聊到底要怎麼樣保護我們的「小心肝」吧！

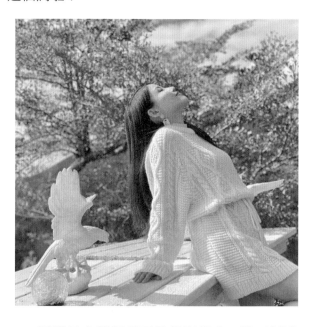

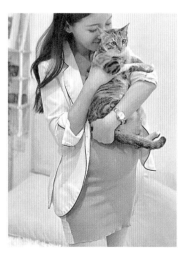

肝臟是身體很重要的代謝器官，除了幫助排除廢物囤積，而且吃進來所有的營養素，經過消化吸收後，也都是先把養分送到肝臟再到其他器官，由此可知它不可或缺的重要性。同時肝也是無聲的器官，可能它早就在跟你抗議太累了，只是你不知道。人在高壓力下生活，或是沒有好的飲食、生活作息，都會增加肝臟負擔、以及衍伸出高血壓、心血管疾病的可能性，以下這些**過勞徵兆**你有哪些？先來自我檢視一下，你的肝是不是累壞了？

你累了嗎？過勞的12個症狀

 f ⊚ 高敏敏 營養師 |Q

① 常感到疲倦、健忘

② 突然覺得有衰老感

③ 肩頸僵硬發麻

④ 因疲勞、苦悶失眠

⑤ 為小事煩躁、生氣

⑥ 經常頭痛、胸悶

⑦ 有高血壓、糖尿病史、心電圖不正常

⑧ 體重突然變化大

⑨ 近幾年運動也不太流汗

⑩ 自我感覺身體良好而不看病

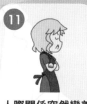
⑪ 人際關係突然變差

⑫ 最近工作常失誤、失和

整理自 勞工安全衛生研究所
版權所屬©https://remincare.com/高敏敏營養師

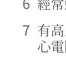

過勞的 12 個徵兆

1 常常感到疲倦，甚至出現健忘情形

2 突然覺得有衰老感

3 肩頸總是僵硬發麻

4 因為疲勞、苦悶導致失眠

5 常為了小事煩躁、生氣

6 經常頭痛、胸悶

7 有高血壓、糖尿病史、心電圖不正常

8 體重突然變化大

9 近幾年運動也不太流汗

10 自我感覺身體很好，而不去看病

11 人際關係突然變差

12 最近工作常失誤、失和

幾乎人人都過勞爆肝，到底怎麼吃顧肝、補肝才有效？

其實在這個「**壓力山大**」的時代，實在有太多因為工作太累而急性心肌梗塞死亡的案例，如果長時間處在緊繃的工作或生活中，會導致身心過度負荷；高壓之下，身體也會分泌過多腎上腺皮質類固醇荷爾蒙，就像橡皮筋的彈性到了極限，是會斷裂的。如果上面的 12 個徵兆你都還好，也不要輕忽，來看看自己是不是**過勞的高危險群**喔！

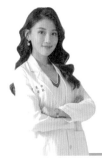

過勞的高危險群

1　常超時工作的工作狂
2　自我要求超高、容易緊張失眠
3　長時間睡眠不足、熬夜加班趕工
4　常常不吃早餐

5　三餐時間總是不固定
6　經常晚上聚餐喝酒
7　常吃油炸、甜點的人

不論是已經出現過勞症狀，還是可能導致過勞的原因，都有可能造成肝臟出問題，甚至疾病纏身，如果又沒有及時發現、補足營養，細胞就會快速老化、氧化，超過一定限度就會成為斷裂的橡皮筋。

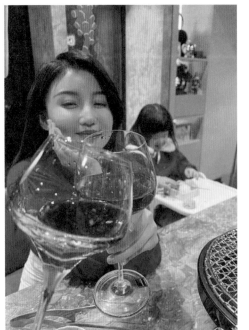

除了累出來的肝臟問題之外，還有吃喝出來的，就是我們常聽到的**肝炎**，簡單來說分為兩大類，一種叫做「**病毒性肝炎**」，像是A肝、B肝、C肝、D肝、E肝；另一種是「**非病毒性肝炎**」，最常見的就是自己喝來的**酒精性肝炎**。

① 自己喝來的：酒精性肝炎

俗話說「喝酒傷肝」是真的，因為酒精本身就會直接、間接的破壞我們的肝細胞、來抑制肝細胞合成蛋白質，久了不但會形成酒精性的肝臟發炎、導致肝纖維化，長期下來甚至會演變成肝硬化或肝癌。

2 人人幾乎都有的：脂肪肝

一般來說脂肪肝不算病，但是如果是肥胖、吃太多高糖高鹽的飲食、熱量過剩，那就要好好開始控制飲食跟減肥，當然酗酒也會引起脂肪肝，甚至會開始演變成酒精性肝炎、肝硬化，甚至是肝癌。

那麼喝多少酒，才會讓肝發炎呢？其實每個人都不一樣，但是有研究發現，每天喝 50g 的酒、連續 1 週就有可能出現脂肪肝的現象，再來就是肝硬化，同時罹患肝癌的機率也大幅提升，換句話說，再喝下去就真的會要命了！

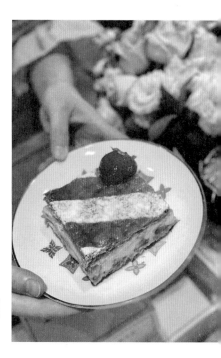

下面來教大家計算一下酒精攝取量的算法： 公式
喝酒總量 (cc)　X 酒精含量 (%)　＝酒精攝取量 (g)

一般酒類上面都會寫百分比，這個百分比就代表 100cc 的純酒精量，比方說一瓶啤酒大約是 330cc、酒精濃度 5%，那麼酒精含量就是 16.5g；假設紅酒 125cc、酒精濃度 12%，那麼酒精含量就是 15g。

3 來路不明保肝藥，越吃越糟糕：藥物性肝炎

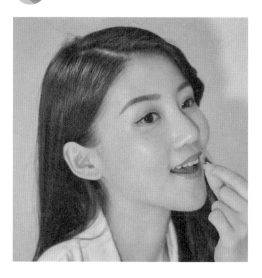

常常有老人家聽到電台、看到來路不名的廣告在賣保肝、顧肝、強肝的藥，就會衝動購買，想好好補身體、顧肝臟，加上有病沒病都吃藥，可能會越補越糟糕！一不小心從慢性肝炎到肝纖維化，甚至肝硬化、急性肝炎，最後補到命都沒了，如果家中長輩有這種越補越大洞的行為，真的要好好關心一下，畢竟藥物代謝跟肝、腎關係非常緊密。

為了減少上述情況，從飲食來做基本的改善是最好的方式，那麼**護肝應該要怎麼吃？**很多人都會從保健品著手，但其實從食物中攝取營養，保肝效果比較好喔！

保肝飲食秘訣　3遠離、4多吃

1 遠離三高

1 高油

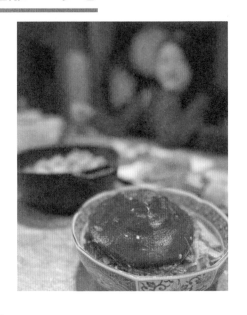

高油脂會讓肝臟堆積額外的脂肪，而這些脂肪就會使肝發炎，尤其是飽和脂肪酸跟反式脂肪最要不得！請大家盡量少吃炸物，像是炸薯條、炸雞，甚至一些隱藏性的高油脂食物：蛋糕、麵包、糕餅等。

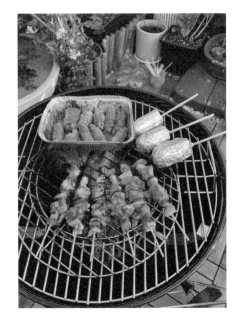

2 高糖

肝臟能夠轉換葡萄糖跟肝糖，也能把糖轉換成脂肪，所以如果吃太多甜食、含糖手搖飲，多餘的糖一樣會形成脂肪肝，不要以為脂肪肝是小事，越來越多人是因為脂肪肝而引起肝發炎喔。

3 高鹽

建議平常以清淡或適量的鹹度為主即可，高鹽、重口味飲食都會造成肝臟負擔。

避免酒精

不是說不能喝，而是給大家一個不要超量的原則，女生不要喝超過 **1 份酒精當量**、男生則不要超過 **2 份酒精當量**。因為肝臟遇到酒精就會想要努力**分解酒精**，所以如果過量的酗酒，肝臟就要一直執行任務，漸漸的就會過勞了。

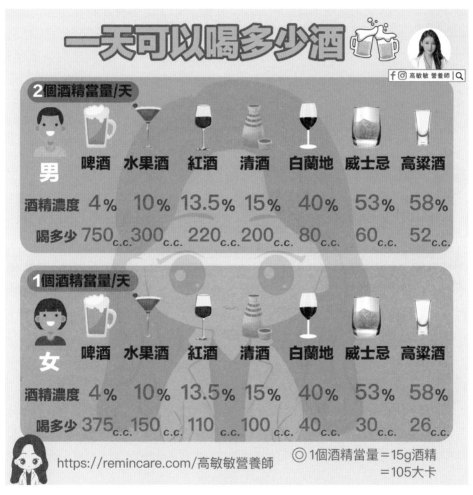

「酒精當量」是什麼意思呢？ **1 份酒精當量 =15g 酒精 =105kcal**。下面幫大家換算好女生一天可以喝的量，而男生一天可以喝的量就是乘以 2 倍。

啤酒	紅酒	清酒	水果酒	烈酒
375cc	110cc	100cc	150cc	30-40cc

幾乎人人都過勞爆肝，到底怎麼吃顧肝、補肝才有效？

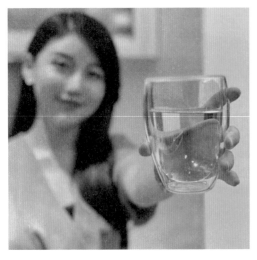

 保肝秘訣
3 避免脫水

水份是幫助代謝很重要的輔助，相信大家都知道，但很多人都會以為有喝到白開水就等於補到水了，其實要**喝得足夠**才是重點！建議大家可以用**體重 (kg) X 30~35** 來做為每日喝水量參考。也不要一天都只喝茶或是咖啡，雖說適量攝取茶跟咖啡，裡面的咖啡因、兒茶素、多酚類對人體都有抗氧化的幫助，但是也不要忘記補充真正的白開水。

 保肝秘訣
4 多吃蔬菜、水果

肝臟在運作過程中需要酵素、輔因子一起參與，而**輔酵素、輔因子**是由維生素、礦物質、植化素所構成的，所以蔬果是護肝最好的來源之一。蔬菜中含有豐富的有機硫化物，可以幫助肝臟將廢物排出體外；水果的**維生素A、維生素 C** 也可以幫助受損的肝臟做復原動作。推薦從各色蔬果中攝取豐富營養素，像是菠菜、甜菜、胡蘿蔔、菇類、綠色蔬菜、木瓜、鳳梨、柑橘類、蘋果等，尤其蘋果中的**山奈酚**，對於保護肝臟有很好的效果。

 保肝秘訣
5 多吃好油

當肝臟出問題時，有些器官或功能也會跟著有狀況，而**膽汁分泌受損**就是其中之一。所以建議大家 1 週可以多吃 2~3 次的鮭魚、秋刀魚、鯖魚、鮪魚等來補充好油，裡面有 Omega-3 脂肪酸，可以幫助身體、肝臟減少發炎機會。

堅果中也含有幫助心血管健康的不飽和脂肪酸，是屬於好的脂肪，還有舒緩情緒的礦物質鎂、滋潤頭髮及皮膚的維生素 E，並富含了鋅、硒，都可以幫助膽汁的分泌與合成，讓肝臟發揮原本的作用。建議 1 天可以吃 1 茶匙的堅果，來補充身體所需的好油。

保肝秘訣 6　多吃優質蛋白質

肝臟雖然具有細胞再生的能力，但是如果蛋白質不足則無法正常運作，所以平時可以多補充富含優質蛋白質的低脂肉類，像是雞胸肉、雞里肌肉、豬後腿肉等，來幫助肝臟修復，或是牛奶、雞蛋、大豆中也都有優質蛋白質存在，建議每天均衡攝取。

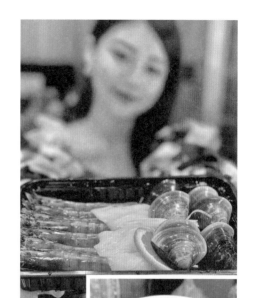

保肝秘訣 7　多吃海鮮

海鮮中富含胺基酸的牛磺酸及微量元素硒，它們都參與了膽汁的分泌及合成，同時也能幫助膽固醇和油脂的吸收與代謝，建議可以選擇蛤蜊、魚類、干貝、蝦子、牡蠣等做補充。

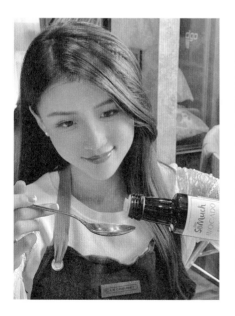

上面這些**護肝食物**你都了解了嗎？想補肝，也要盡量減少吃像是辛辣食物或重口味，如麻辣鍋、鹹酥雞等油炸物，只要做到少「**激怒**」肝臟，就可以讓它保持在一個好心情上，雖說現代人壓力實在太大了，也常因為各種因素，不論是工作繁忙還是單純只是想追劇，熬夜成習慣，所以建議改善作息之外，適時放鬆、好好照顧自己跟身心健康也同等重要，如果總是依靠年輕當作本錢，小心未來會成為高危險的過勞族群，導致肝臟頻頻出問題喔！

幾乎人人都過勞爆肝，到底怎麼吃顧肝、補肝才有效？

15 { 動物鐵、植物鐵 食物排行大公開 }

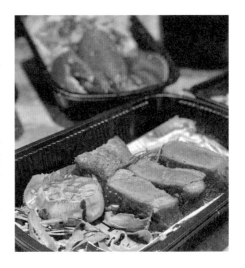

缺鐵是不少人會面臨的問題，但很少人會注意到身體發出的警訊。曾經一位女性來我的營養門診時，說她最近可能咖啡或茶喝太多了，造成喘不過氣、心跳過快，測了脈搏心跳每分鐘達 100 多下，洗頭時還發現排水孔有許多掉髮，整個人看起來也很疲倦面色蒼白，原本有運動習慣的她現在居然走路也會喘……檢查之後才發現她是因為缺鐵產生這些問題！

但聽說很多人都缺鐵，到底每天應該攝取多少鐵質才夠呢？衛福部建議：男性一天應攝取 **10mg 的鐵**；女性一天應攝取 **15mg 的鐵**；而懷孕後期的孕婦更要提高至 **45mg**。而所謂的「缺鐵」，是指**肝臟儲存的鐵消耗殆盡**，初期不一定會造成貧血，也不一定會有很明顯的症狀，所以才常常會被大家忽略，我們一起來看看缺鐵會有哪些症狀吧。

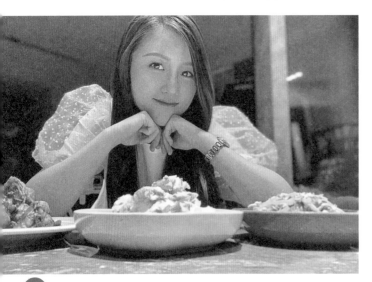

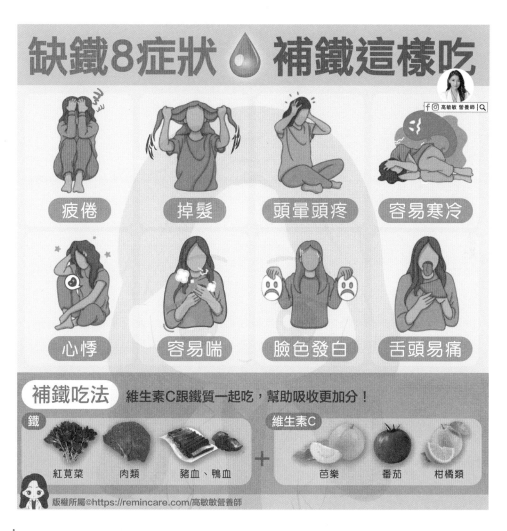

缺鐵8症狀 補鐵這樣吃

疲倦　掉髮　頭暈頭疼　容易寒冷

心悸　容易喘　臉色發白　舌頭易痛

補鐵吃法 維生素C跟鐵質一起吃,幫助吸收更加分!

鐵 紅莧菜　肉類　豬血、鴨血 ＋ 維生素C 芭樂　番茄　柑橘類

版權所屬©https://remincare.com/高敏敏營養師

1 疲倦

鐵質是血紅素的成份之一,可幫助紅血球運送氧氣至全身器官,若鐵質不足,身體就沒辦法製造足夠的健康紅血球,將氧氣提供給全身利用,因而容易造成疲勞、精神不濟的現象。

2 掉髮

缺鐵會導致毛囊得不到充足氧氣和養分而掉髮,洗頭時明顯感覺掉髮變多了。

3 頭暈、頭疼

鐵濃度不足,最先會影響腦部的**供氧不足**,這時腦部血管會擴張,引發頭痛、頭暈。

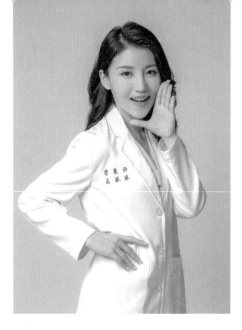

4 容易寒冷

紅血球缺鐵而無法有效把血氧輸送供應全身，也會讓人容易發冷、畏寒。

5 心悸

鐵可以幫助紅血球運送氧氣，如果缺鐵導致血中氧氣不足，心臟就必須加速工作，打出更多的血液，才能有更多的氧氣被輸送出去，因此就容易產生心悸的狀況。

6 容易喘

如果體內鐵不足，就不能正常輸送氧氣到細胞，所以大腦不能將氧氣充分地輸送到身體「重要」部位，因此不論怎麼呼吸仍會有缺氧的感覺，所以在排除疾病的因素下，**連平常走路都會喘的話**，就有可能是身體缺鐵囉。

7 臉色發白

因為血紅蛋白會讓臉色看起來紅潤有氣色，包括嘴唇、下眼皮內側、牙齦等部位，可以檢查這些部位，若比平常淡白許多，就可能是缺鐵的現象。

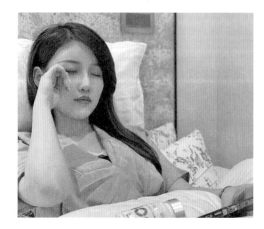

8 舌頭易痛

缺鐵除了讓舌頭較無血色，也會減少紅血球中的肌紅蛋白，這是維持肌肉健康的重要蛋白質，少了肌紅蛋白，你的舌頭會看起來異常平滑，而且因腫脹發炎而疼痛。

　　缺鐵既然影響這麼大，那要吃什麼才能補鐵呢？大部分的人都會回答「牛肉」，但其實還有很多比牛肉含鐵量更豐富的食物喔！先來介紹 **15種動物性鐵質** 含量排行榜吧！

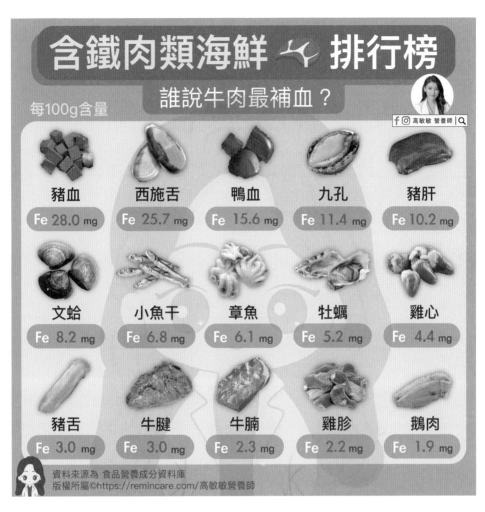

含鐵肉類海鮮 排行榜

誰說牛肉最補血?

每100g含量

f 高敏敏 營養師

豬血	西施舌	鴨血	九孔	豬肝
Fe 28.0 mg	Fe 25.7 mg	Fe 15.6 mg	Fe 11.4 mg	Fe 10.2 mg

文蛤	小魚干	章魚	牡蠣	雞心
Fe 8.2 mg	Fe 6.8 mg	Fe 6.1 mg	Fe 5.2 mg	Fe 4.4 mg

豬舌	牛腱	牛腩	雞胗	鵝肉
Fe 3.0 mg	Fe 3.0 mg	Fe 2.3 mg	Fe 2.2 mg	Fe 1.9 mg

資料來源為 食品營養成分資料庫
版權所屬©https://remincare.com/高敏敏營養師

動物性食物中的鐵質大部分都屬於「血基質鐵」,屬於人體吸收率較好的鐵質。

豬血	西施舌	鴨血	九孔	豬肝
28.0mg	25.7mg	15.6mg	11.4mg	10.2mg

文蛤	小魚干	章魚	牡蠣	雞心
8.2mg	6.8mg	6.1mg	5.2mg	4.4mg

豬舌	牛腱	牛腩	雞胗	鵝肉
3.0mg	3.0mg	2.3mg	2.2mg	1.9mg

動物鐵、植物鐵食物排行大公開

仔細看有沒有發現？豬血、鴨血這類食物是含鐵蠻豐富的食材！而海鮮類的西施舌也不容小覷。其實不只是動物來源的食物含有鐵質，很多蔬菜裡也有含鐵喔！給大家看**前 15 名含鐵蔬菜排行榜**！

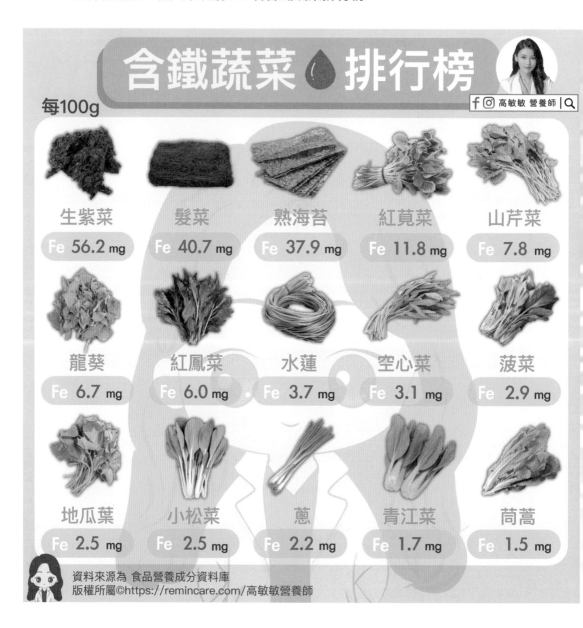

含鐵蔬菜 排行榜

f ⊙ 高敏敏 營養師 Q

每100g

生紫菜	髮菜	熟海苔	紅莧菜	山芹菜
Fe 56.2 mg	Fe 40.7 mg	Fe 37.9 mg	Fe 11.8 mg	Fe 7.8 mg
龍葵	紅鳳菜	水蓮	空心菜	菠菜
Fe 6.7 mg	Fe 6.0 mg	Fe 3.7 mg	Fe 3.1 mg	Fe 2.9 mg
地瓜葉	小松菜	蔥	青江菜	茼蒿
Fe 2.5 mg	Fe 2.5 mg	Fe 2.2 mg	Fe 1.7 mg	Fe 1.5 mg

資料來源為 食品營養成分資料庫
版權所屬©https://remincare.com/高敏敏營養師

生紫菜	髮菜	熟海苔	紅莧菜	山芹菜
56.2mg	40.7mg	37.9mg	11.8mg	7.8mg

龍葵 （黑甜菜）	紅鳳菜	.水蓮	空心菜	菠菜
6.7mg	6.0mg	3.7mg	3.1mg	2.9mg

地瓜葉	小松菜 （日本油菜）	蔥	青江菜	茼蒿
2.5mg	2.5mg	2.2mg	1.7mg	1.5mg

想不到吧？這麼多蔬菜含鐵量都超高的，**第一名的紫菜**含鐵量竟然這麼豐富！以後說到含鐵蔬菜就不要只會想到紅鳳菜、紅莧菜啦！再來看到圖中的**第二名是髮菜**，再次跟大家說明一下，髮菜有分二種，一種是來自沙漠、一種是來自海洋，而生長在沙漠地區的髮菜是可以讓土壤飽水，扮演著鞏固土地、減緩沙漠化的重要角色，如果過量採收會造成土壤的貧瘠化，也很耗費人力，所以從支持環保的角度來看，我們要少吃髮菜或選擇髮菜的替代品，更要多加確認產品標示及來源。

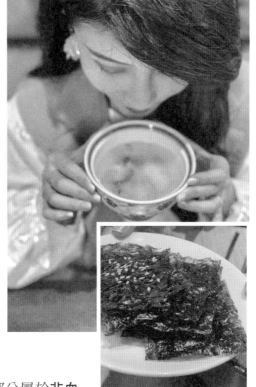

回歸正題，植物性的鐵質大部分屬於**非血基質鐵**，人體在吸收上沒有肉類的血基質鐵好吸收。但有研究發現，**酸性環境**可以幫助鐵質吸收，所以可以在吃完鐵質食物後搭配**維生素C**，來增

動物鐵、植物鐵食物排行大公開

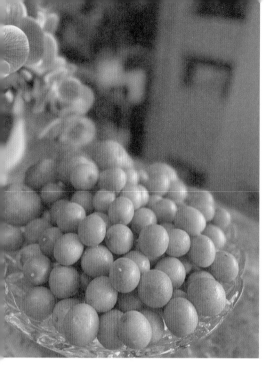

加吸收率。尤其是素食朋友，建議吃完含鐵量豐富的食物後，再吃一些芭樂、木瓜、奇異果、柑橘類等維生素 C 很豐富的水果，來幫助鐵質吸收。

不過出現缺鐵症狀，有時可能是造血元素的不足，像是前面提到的維他命 C，還有優質蛋白質、葉酸、維生素 B12 等營養素。蛋白質能幫助人體紅血球及血紅素的生成，像是**蛋、豆類、魚、雞肉**等都富含蛋白質；葉酸能降低**巨球性貧血**的機率，而深綠色蔬菜及水果的葉酸含量較高，像是花椰菜、蘆筍、鴨肉、小麥胚芽、黃豆、黑豆、鳳梨、哈密瓜、聖女小番茄、柑橘類、木瓜、酪梨等；維生素 B12 則是幫助造血的重要元素，例如啤酒酵母、動物內臟、海苔、紫菜、發酵食品、牛奶、乳製品等，都含有豐富的維生素 B12。

我也發現真的有很多人不知道自己可能是瀕臨缺鐵的族群，尤其是女生每個月大姨媽來時，會增加鐵質的流失，也會在這時覺得特別虛弱。還有也不是只有女生才需要補鐵，像是常常捐血、成長發育的青少年或素食者，缺鐵案例也不少。懷孕後期媽咪也要特別注意鐵質的補充，另外寶寶缺鐵也有可能造成上呼吸道與消化道的感染。

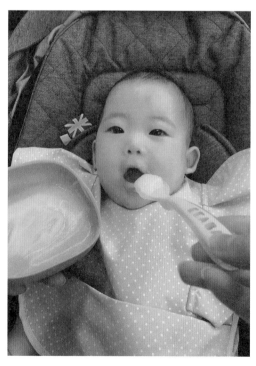

想達到滿分的補鐵功效，多吃含鐵食物之外，同時也需注意食材攝取的份量。如果都只單一攝取一種含鐵食物，是沒辦法滿足營養需

求的！動物性及植物性鐵質一起攝取，才能發揮最大的營養價值。

也因為知道了這些補鐵小知識，所以有點職業病的我每次月經後，都會多吃一點補血的食物，像是喝**豬血湯**、**蛤蜊湯**，飯後我也會吃點當季新鮮水果來增加鐵的吸收，總之每個生活中的營養小訣竅都要好好把握，才能在無形之中更健康喔！

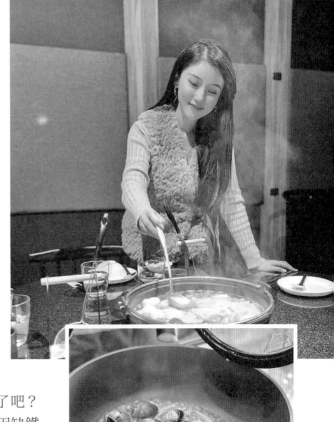

現在都知道怎麼健康補鐵了吧？補鐵除了補血，更是補元氣！有因缺鐵而貧血的人，建議與醫生或營養師諮詢做改善，希望大家都要好好的補鐵，加上均衡飲食才是王道喔！

💬 小叮嚀

想要補鐵的人，吃含鐵量高的食物時，要避免同時跟**茶**、**咖啡**一起吃，因為裡面含有**單寧酸**，與鐵結合可能會影響人體對鐵質的吸收，如果真的要喝，建議等飯後 1~2 小時之後再飲用，先讓身體有充足的時間吸收食物中的鐵質。

動物鐵、植物鐵食物排行大公開

16 {維生素 C 跟你想的不一樣！不只美白，根本是營養之寶啊}

　　講到**維生素 (維他命)C**，大家都會想到什麼？美白、變漂亮，沒了。如果只有這樣，那你也太小看維生素 C 了吧！今天就要刷新大家對它的看法。不過維生素 C 屬於水溶性，非常容易流失，尤其現代人生活壓力大，又總是想展現最好的一面，這時維生素 C 就非常重要了！在聊維生素 C 的功用之前，先來看看缺乏維生素 C 會有什麼症狀吧！

你缺乏 維生素 C 了嗎？	1 疲勞	2 全身無力	3 牙齦發炎	4 容易瘀青
	5 關節痛	6 傷口難癒合	7 缺鐵性貧血	

維生素 C 知多少
功用多 C 不只是美白

阻止自由基搞破壞
強力抗氧化能力

抗氧化 ↑ ← 自由基 ↓

皮膚關節健康漂亮
促膠原蛋白合成

對抗壓力不疲勞
參與神經傳導物合成

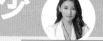

幫助鐵吸收
吸收率 UP!

 ++

打擊體脂肪
幫助代謝脂肪

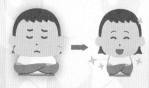

給身體防護罩
幫助免疫功能運作

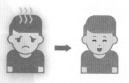

缺 C ⚠ 警訊

⚠ 疲勞　　⚠ 全身無力　　⚠ 牙齦發炎　　⚠ 易瘀青
⚠ 關節痛　⚠ 傷口難癒合　⚠ 缺鐵性貧血

看到了沒？它可不只可以美白，功效可多得很，大致分為以下 6 種：

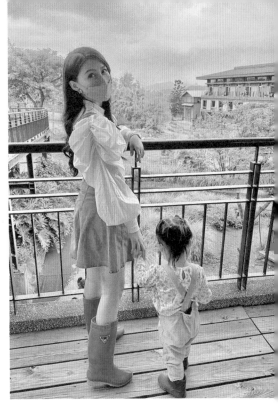

① 阻止自由基搞破壞

維生素 C 有強力抗氧化能力，能幫助減少身體負擔、調節生理機能。

② 皮膚、關節健康漂亮

有了維他命 C 的輔助，能促進膠原蛋白合成，達到加乘保養的效果。很多人常問我：「吃膠原蛋白真的能補膠原蛋白嗎？」我都會回答**維生素 C 才是重要關鍵**！畢竟營養素都是相輔相成的。

③ 對抗壓力不疲勞

維生素 C 能參與神經傳導物質的合成，而現代人壓力大，會造成水溶性的維生素 C 流失快速，因此補充維生素 C 來對抗壓力才不會常常感到疲勞。

④ 提升鐵質吸收率

維生素 C 可以幫助鐵質吸收率提升，建議大家吃完含鐵量的食物後，可以搭配維他命 C 豐富的水果，來提高鐵質吸收喔！

⑤ 打擊體脂肪

你們知道嗎？維他命 C 還能幫助代謝脂肪，所以體脂肪偏高的人更要注意維他命 C 的攝取。

⑥ 給身體防護罩

人人都在增強保護力的時代，維他命 C 是幫助免疫功能運作的重要元素，也能增加傷口癒合的速度。

　　維生素 C 不但可以幫助美白、製造膠原蛋白，同時也是抗壓力的好營養，對於現代壓力大、飲食不均衡的大家應該都非常重要。但人體無法自行合成維生素 C，所以必須由食物中攝取，因此了解哪些食物富含維生素 C 很重要，從中攝取足夠的營養來維持生理機能與健康。

維生素 C 跟你想的不一樣！不只美白，根本是營養之寶啊

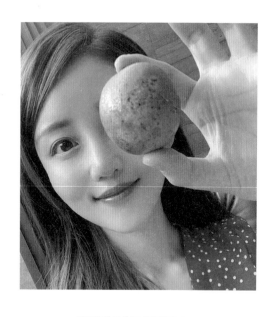

維生素 C 主要來自蔬菜和水果，不需烹調的水果則是補充維生素C最方便的途徑。那麼吃水果補充維生素 C，你第一個想到的水果是什麼呢？「檸檬」大概是多數人的答案吧！但其實維生素 C 含量高的另有其人喔！接下來就來解開水果維生素 C 含量排行榜之謎吧！以及水果要如何保存、如何攝取最完善的營養素？

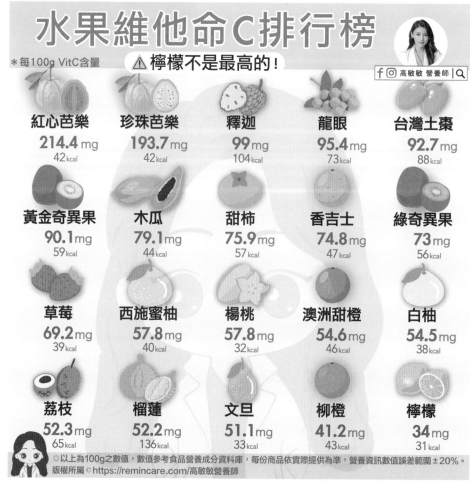

水果維他命C排行榜

⚠ 檸檬不是最高的！

*每100g VitC含量

f ⓘ 高敏敏 營養師 🔍

紅心芭樂	珍珠芭樂	釋迦	龍眼	台灣土棗
214.4 mg	193.7 mg	99 mg	95.4 mg	92.7 mg
42 kcal	42 kcal	104 kcal	73 kcal	88 kcal

黃金奇異果	木瓜	甜柿	香吉士	綠奇異果
90.1 mg	79.1 mg	75.9 mg	74.8 mg	73 mg
59 kcal	44 kcal	57 kcal	47 kcal	56 kcal

草莓	西施蜜柚	楊桃	澳洲甜橙	白柚
69.2 mg	57.8 mg	57.8 mg	54.6 mg	54.5 mg
39 kcal	40 kcal	32 kcal	46 kcal	38 kcal

荔枝	榴蓮	文旦	柳橙	檸檬
52.3 mg	52.2 mg	51.1 mg	41.2 mg	34 mg
65 kcal	136 kcal	33 kcal	43 kcal	31 kcal

◎以上為100g之數值，數值參考食品營養成分資料庫，每份商品依實際提供為準，營養資訊數值誤差範圍±20%。
版權所屬 ©https://remincare.com/高敏敏營養師

以下為每 100g 的維他命 C 含量跟熱量

紅心芭樂
214.4mg
熱量 42 kcal

珍珠芭樂
193.7mg
熱量 42 kcal

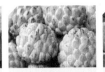

釋迦
99mg
熱量 104 kcal

龍眼
95.4mg
熱量 73 kcal

台灣土棗
92.7mg
熱量 88 kcal

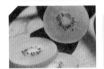

黃金奇異果
90.1mg
熱量 59 kcal

木瓜
79.1mg
熱量 44 kcal

甜柿
75.9mg
熱量 57 kcal

香吉士
74.8mg
熱量 47 kcal

綠奇異果
73mg
熱量 56 kcal

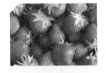

草莓
69.2mg
熱量 39 kcal

西施蜜柚
57.8mg
熱量 40 kcal

楊桃
57.8mg
熱量 32 kcal

澳洲甜橙
54.6mg
熱量 46 kcal

白柚
54.5mg
熱量 38 kcal

荔枝
52.3mg
熱量 65 kcal

榴蓮
52.2mg
熱量 136 kcal

文旦
51.1mg
熱量 33 kcal

柳橙
41.2mg
熱量 43 kcal

檸檬
34mg
熱量 31 kcal

維生素 C 跟你想的不一樣！不只美白，根本是營養之寶啊

　　沒想到**紅心芭樂居然是冠軍**！其實芭樂一直是營養師公認的高維生素 C 食物，而要滿足一日所需的 **100mg** 維生素 C 並不困難，像是每天吃 1/3~1/4 顆芭樂，就能攝取到約 200mg 含量，加上台灣一年四季都買得到，所以非常推薦每天吃！或者吃 1 顆奇異果，裡面就約有 **100mg** 的維生素 C。

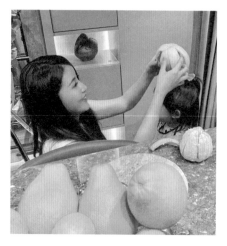

其實食物吃起來酸不酸，與維生素C含量高低無關喔，像檸檬、橘子、柳橙、葡萄柚總是讓人誤會，以為它們的維生素C含量一定很高，不是喔！水果的酸是因為其中有機酸含量多寡導致的，**有機酸**像是有檸檬酸、蘋果酸、琥珀酸、醋酸等，有機酸越多，吃起來就越酸。所以若想補充維生素C，千萬別用酸的程度來挑選了，可以參考我這張排行榜喔！

除了維生素C，水果中也含有膳食纖維、礦物質，像是小蕃茄、木瓜、芒果等水果，更是多了 β- 胡蘿蔔素與茄紅素等營養。為了不讓這些珍貴的營養流失，保存水果的方式很重要，建議以適量採購、少量多樣為主，即切即食也是吃水果的重點之一。很多人都喜歡買一堆水果回家冰冰箱囤貨，更常為了求方便，將水果切片冷藏，想吃時可以隨時拿出來，其實這樣的做法都會造成水果的營養流失，因為水果接觸空氣面積越多，**營養素流失速度也越快**。

還有，在我們的認知中，將水果削皮是再正常不過的事了，但其實有些水果洗乾淨後連著皮吃，才能吃進完全的營養素！比如說將蘋果做削皮、切塊、泡鹽水、冷藏等動作，會使**營養價值只剩下一半**。建議有些水果勿削皮，清洗乾淨即可，並在 **5~20 分鐘**之內食用完畢。

另外，很多人喜歡喝果汁，總覺得鮮果汁比手搖飲更健康，但當你們仔細看含糖量，會發現事實跟你想的可能不一樣！除了水果含有的天然果糖之外，有些水果偏酸，店家會用更多的精緻糖去平衡口感，所以要注意精緻糖攝取的問題，加上水果打成汁後體積會縮減，導致一次就喝進好幾份水果，以柳橙汁舉例，當你喝下1杯柳橙汁，你可能吃下了7、8顆的柳橙，

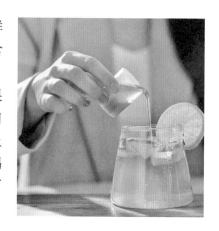

加上打完汁過濾掉很多的膳食纖維，所以導致血糖會上升更快、更容易導致體脂肪的堆積！

　　所以建議水果能用吃的就不要打汁，如果真的想喝，建議不要濾渣，連著膳食纖維渣渣一起享用，並且注意份量，另外選擇現搾現喝的鮮果汁則不要加糖，並且盡速飲用完畢，才能補充到更完整的營養價值。

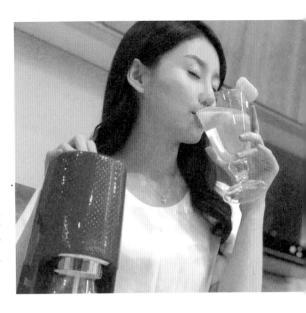

　　其實我還有一個補充維生素 C 又能補充水份的小撇步，就是**自製加味蔬果水**，提供一下我很常喝的食譜給大家參考。水果水的製作過程，只需要將食材放入水瓶中，再加入飲用水，就可以隨身攜帶，隨時補充水分跟維生素 C，還會不知不覺愛上喝水喔。

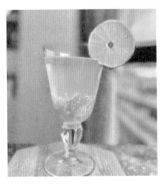

青檸甜橙薄荷水

材料：**檸檬、甜橙、小黃瓜、水或氣泡水。**
作法：
1. 將所有食材徹底清洗乾淨。
2. 檸檬、柳橙、小黃瓜切片並依序放入容量約 1000cc 左右的玻璃水杯中，柳橙可在放入前稍微擠壓出汁，增添味道。
3. 倒入氣泡水，靜置 10 分鐘後即可飲用。

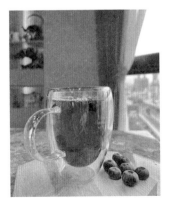

莓果薄荷水

材料：**蔓越莓及藍莓適量、薄荷葉些許、水或氣泡水。**
作法：
1. 將所有食材徹底清洗乾淨。
2. 莓果用小刀切個切口備用。
3. 將所有食材依序放入容量約 1000cc 左右的玻璃水杯中，莓果可在放入前稍微擠壓，增添味道。
4. 倒入氣泡水，靜置 10 分鐘後即可飲用

維生素 C 跟你想的不一樣！不只美白，根本是營養之寶啊

也因為水溶性的維生素容易流失、受溫度及光線破壞，因此建議水果水要在泡好後大約半天的時間內飲用完畢。另外，要提醒的是，含脂溶性維生素並不溶於水，因此含**維生素 A 較豐富的蔬果則不適合放入**，像是**木瓜、柿子、紅蘿蔔等**。

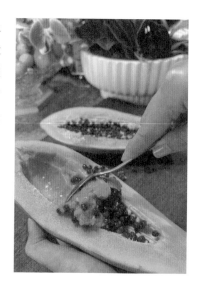

還有，喝完**排毒水**（水果水）後，食材記得吃下肚唷！排毒水中蔬果的維生素釋出量有限，加上纖維還是在水果本身，並不會溶於水，所以喝完水果水後，裡面的蔬果可以一起食用，把完整的營養素一併吃下肚。

此外，也很推薦打**香蕉皮牛奶**，像我自己偶爾也會享用。香蕉皮有滿滿的**色氨酸、維生素 B6**，可以製造血清素跟快樂賀爾蒙；牛奶則富含鈣質、蛋白質，幫助增加骨骼生長、維持骨質密度。而且**香蕉皮牛奶**完全沒有香蕉皮的味道，大家也可以試看看自己動手做。

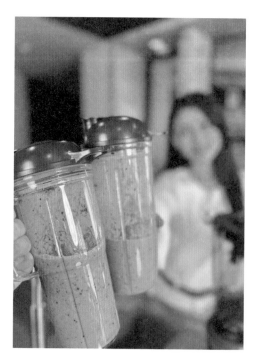

這樣大家都更了解維生素 C 的重要了嗎？維生素 C 好處多，除了美白，更能維持身體運作及免疫力，最在意美白的你趕緊補充吧！也提醒多攝取水果、將水果放置成熟後再吃，口感才會美味、營養價值也更豐富喔！

17 { 地中海飲食紅在哪？原來還可以減重、護心、顧腦！ }

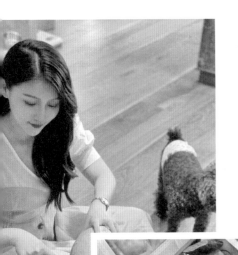

近年來，越來越多人開始注重自己的飲食方式，無論是注意攝取量、攝取內容，甚至是飲食型態，只要是對自己健康有益的，總是有大批人效法嘗試，而**地中海飲食**的人氣也高居不下，除了被評選為 **2021 最棒飲食法**，同時也是世界公認的最健康飲食長青樹！但到底什麼是地中海飲食？聽說還能每天喝點紅酒小酌？

地中海飲食聽起來好像是很異國風情的食物，其實它是一種健康的飲食模式，原本是來自地中海周圍國家的傳統飲食方式。一開始這個名詞並不盛行，但後來研究發現，依照地中海飲食模式來生活的人，比較不會因為心血管疾病而死亡，地中海飲食也因此開始盛行。

很多人認為地中海飲食是不是一定要吃當地進口的食物？其實跟食材來源無關，主要是以**大量蔬菜水果**，搭配多樣性的**全穀根莖類澱粉**，並使用**橄欖油**烹調而成，再配合少吃紅肉及加工製品、**適量的豆製品及乳製品**為特色。換句話說地中海飲食在台灣不難執行，食材也隨手可得！除此之外，地中海飲食還標榜「**減重、護心、顧腦、健康長壽**」的效果。

地中海好處多，因為飲食中食物的升糖指數較低，膳食纖維較高，又可以吃到維生素、礦物質與不同的植化素，最重要的是都是以優質蛋白質攝取為主，所以執行地中海飲食的人不用刻意節食就能幫助減重、抗發炎、降低高血壓、高血脂、高血糖等慢性病；降低罹患癌症機率、保護腦部、減少憂鬱失智的風險，簡單來說就是我一開始說的：「減重、護心、顧腦」。

整體來說，地中海飲食並沒有強調什麼食物不適合吃、什麼食物要多吃，而是要以各種食物攝取的頻率及適量的概念為中心，來看看這張地中海飲食金字塔，你會更一目了然！

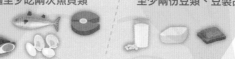

地中海飲食 是什麼？

減重、護心、更長壽！眾多流行飲食方式的不敗長青樹！同時強調營養＋身心健康。因圍繞地中海周圍國家之傳統飲食方式，故有此名。
f ◎ 高敏敏 營養師 Q

每日必吃
每天都要吃全穀類、水果、蔬菜、豆類、香辛料、堅果類、健康油脂（橄欖油）

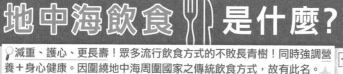

每週至少吃
每週至少吃兩次魚貝類　　　至少兩份豆類、豆製品

⚠ 盡量少吃
少吃紅肉與甜食

每週適量吃
蛋、白肉、乳製品（特別是優格、起司）

♥ 身心健康
時常規律運動
保持愉悅心情
適當休息

適量飲酒
1杯為150ml
男性<2杯/日
女性<1杯/日

喝足夠的水
每日至少1500-2000cc

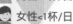

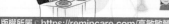

① 每日必吃

全穀類

盡量少加工精緻食品，以多纖維、多種類、原型爲主。像是綠豆、紅豆、饅頭、玉米、南瓜、全麥土司、地瓜、糙米飯、蕎麥麵、穀類等都很不錯，不過要特別注意，口感綿密鬆軟的根莖類是屬於澱粉喔，**吃多還是會胖的**，所以要注意攝取量。

蔬菜

各色蔬菜都有不同的**植化素**，像是綠色蔬菜富含**葉黃素**；橘黃色蔬菜含類**胡蘿蔔素**；紅色蔬菜含**茄紅素**；藍紫色蔬菜有**花青素**；白色蔬菜含**硫化物及多醣體**，可以幫助身體降發炎。另外蔬菜不是只有綠色才叫做蔬菜，像是菇類、藻類、瓜類也都是蔬菜類，提醒大家每種顏色都要多吃，才能攝取到前面所說的各色植化素喔！

水果

水果其實也是跟蔬菜同一種道理，多吃各式顏色、種類的水果。每一次的份量大約是 1 個拳頭大小，或著切一切放進一般碗裡裝至 8 分滿，一天可以吃 2~4 份。像是櫻桃、小番茄、蘋果、奇異果、芭樂、葡萄等水果都很不錯，也可以多吃當季水果，便宜、鮮甜又健康！

豆類食物

豆類也是以加工越少的爲優先，像是豆漿、嫩豆腐熱量低；豆干、傳統豆腐可以幫助補鈣；豆干、豆皮、無糖豆漿則能補充優質蛋白質。盡量少選擇三角油豆腐、油豆皮、百頁這種油脂含量很高的豆類，雖然一樣是豆類，其實差別還是很大的。

辛香料

辛香料食材可以幫助殺菌、強化免疫系統，例如大蒜、洋蔥、辣椒、韭菜等，我平常做菜時也會在料理加入半顆洋蔥，或2～3顆大蒜及蔥段，但其實生吃也很不錯喔！

堅果類和健康油脂

好油中的**單元不飽和脂肪酸**可以降低壞膽固醇；**Omega-3** 則有助於降低體內慢性發炎，維持免疫細胞作用。而地中海飲食是以**橄欖油**爲主，也可以吃堅果，用指尖捏 1 小把就是 1 次的量。

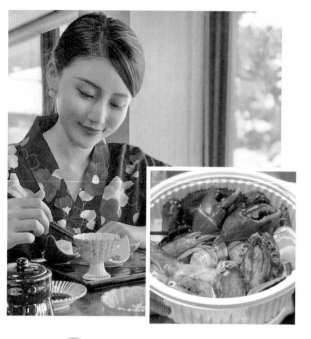

❷ 每週至少要吃

每週至少吃 2 次魚貝類及 2 份豆類、豆製品，以低脂的優質蛋白質爲主，減少紅肉及加工製品的攝取量，這都可以幫助降低壞膽固醇的濃度。魚類則可以多吃富含 omega-3 的魚，像是鮭魚、鮪魚、鯖魚、沙丁魚等，畢竟人體不能自行製造 omega-3，只好多靠吃魚補充啦！

❸ 每週適量吃

每週可以適量吃蛋類、白肉類及乳製品。雞蛋中含有豐富的優質蛋白質、脂肪、卵磷脂、微生素、礦物質等；白肉可以選擇像是雞肉、鴨肉、魚肉等，除了蛋白質豐富，同時熱量及膽固醇含量也比紅肉低。乳製品則建議每天適量吃，特別推薦優格與起司，因爲發酵的乳製品含有好菌，可以維持腸道健康，幫助腸道維持好菌相呦！

❹ 適量飲酒

地中海飲食最特別的地方在於它可以適量飲酒。酒的選擇以紅酒爲主，1 杯爲 150ml，男性一天需控制在 2 杯以內，女性則爲 1 杯。但是如果原本沒有飲酒習慣的人，不需要因爲地中海飲食而開始飲用喔！

❺ 盡量少吃

了解可以吃的食物後，接下來就是注意什麼東西要少吃。平常以白肉爲主，少吃紅肉、加工肉，這樣可以減少飽和脂肪攝取，同時也能降低心血管風險。

至於甜食就更不用說了，通常都是滿滿的精製糖及油脂。如果眞的嘴饞，建議以雞蛋、牛奶或原型食材本身爲原料、少油少糖製作的甜點爲主，也可以搭配無糖茶、黑咖啡、牛奶、優酪乳、無糖豆漿等飲料，記得吃完要多活動幫助消化喔！

⑥ 喝足夠的水

水對於執行地中海飲食來說非常重要！足夠的水量才能幫助身體代謝，每日至少攝取 1500~2000cc 的水份，也可以多吃含水量高的蔬果，像我非常喜歡吃紅肉西瓜、黃瓜、冬瓜等，除了可以算進每日喝水量，也都非常多汁可口呢！

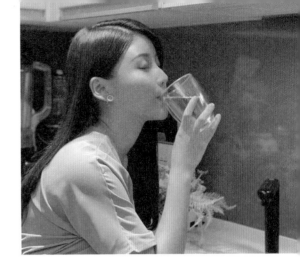

⑦ 維持身心健康

每天至少運動 30 分鐘。像我喜歡把運動融入當下的生活，因為女兒們還小、都在家的關係，所以我比較常做的就是打開電視練 TABATA，一次選擇約 5 個喜歡的影片來跟著做，有時候女兒也會在旁邊跟我跳來跳去。平常我也會抱著小孩做深蹲重訓，把運動融入家庭及親子間，不會因為要運動就沒辦法顧小孩、或者一定要離開家去健身房或戶外！

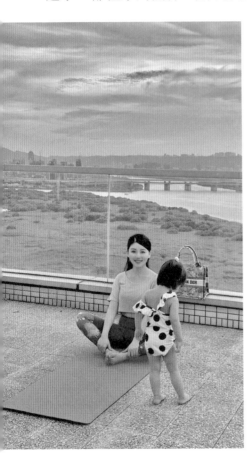

其實身為營養師，平常是比較重視均衡的飲食，不太會特別偏頗哪一種飲食型態，但是仔細看你就會發現，地中海飲食跟我們常講的均衡飲食也有異曲同工之妙！雖說我沒有真正透徹的執行過這種飲食方式，但是在每一次講座中都會有很多阿姨、媽媽們私下拿著筆記本來詢問我關於地中海飲食的做法，以及把油品改為橄欖油、吃油醋拌沙拉、喝豆漿等問題，讓我蠻驚訝的，原來年齡越長的長輩反而更重視自己的健康和生活品質，但不管什麼飲食方式都有它的優缺點，找到一個適合自己、能長期執行、自己喜歡的模式才是最重要的！

地中海飲食紅在哪？原來還可以減重、護心、顧腦！

117

18 { 名人都在吃的「優酪乳配地瓜」

清腸排毒季來了！

我時常看到新聞報導，一些標榜用料全都來自天然的店家卻使用人工香料，或是販售有毒墨水印刷的餐盒、紙袋，甚至油品使用不當等，許多觸目驚心的食安問題總是在生活四周環繞。

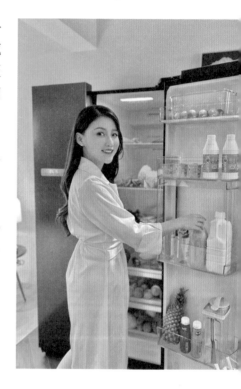

人體很多器官都是**幫助代謝**的器官 (也就是常聽到的**排毒**)，像是肝、腎、消化道、腸胃、肺等，身體能正常運作都要靠它們，但因為生活中充斥著太多的危機，加上現代人飲食上的錯誤習慣，種種原因都會造成腸胃保健功能不佳、體內廢物無法處理，最後全部因素加起來就導致我們腸胃功能下降、出毛病、排毒能力下降！但是要如何判斷這些代謝器官是否出了問題呢？

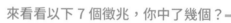

來看看以下 7 個徵兆，你中了幾個？

1 已經執行少油少鹽的飲食，但排便時還是不順。
2 經常會胃痛、嘔酸水、胃食道逆流。
3 口腔內時常有黏膩感，並出現白粉狀的舌苔。
4 排尿時尿液混濁。
5 經常有慢性便祕或是下痢的狀況。
6 常放臭屁，或是有體臭、口臭、牙周病。
7 皮膚總是冒疹子，或是臉上長滿痘痘。

◆ 如果你已經有一些健康上的狀況，一定要尋求醫師的專業協助，以上只是簡單給大家一些健康警訊當參考。

說到現代人的飲食及作息，真的也挺讓我頭痛的，不管是沒有均衡攝取營養、熬夜、壓力大，都會造成腸胃或排便問題。如果一天的排便量落在 1、200 公克，跟每天吃進去的食物量比起來真的是少之又少，排便量不足、有嚴重的便秘情形，都會造成體內廢物的堆積，長時間累積下來，更會導致腸道疾病。這也讓我想起門診曾遇到一位 30 歲的上班族李小姐，她就診時除了氣色差，小腹也明顯腫脹，檢查後發現腸蠕動緩慢，詢問下才知道，她是因為長期工作壓力大，加上用餐時間不定，也會買宵夜當晚餐吃，種種原因導致李小姐 1、2 個禮拜才排便一次！

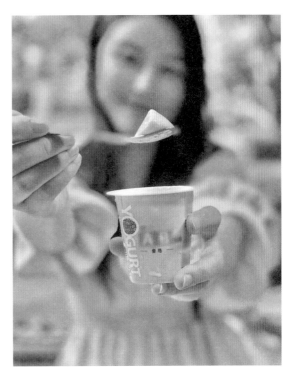

我後來建議她每天可以喝 **1 杯優酪乳**，偶爾搭配**地瓜**食用，對於忙碌的她來說，這兩個食物非常方便又很好攜帶，營養也很足夠。還有一點很重要，我要求她帶一個水瓶在身上，隨時補充水分，簡單來說就是要給我們腸道好菌 (優酪乳)＋好菌愛吃的食物 (地瓜)＋幫助它們潤滑沖刷的

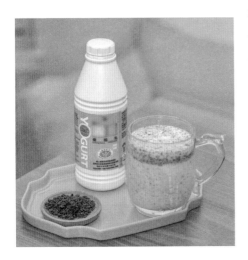

水，盡快讓腸道恢復康。過一陣子她再回來複診時，不僅宿便問題改善了很多，整個人氣色也變好了。

我們人體中有各種菌，不論是好菌還是壞菌，**大約有 95％的菌都存活於腸道中**，換句話說，沒有好的腸道環境，身體出毛病是早晚的事！加上好菌在人體內存活時間有限，所以定期補充好菌並注意飲食，才能讓身體煥然一新、揮別負擔。而想要做好

腸道排毒、保健腸胃，**優酪乳＋地瓜**就是最好、最自然的食物組合之一！

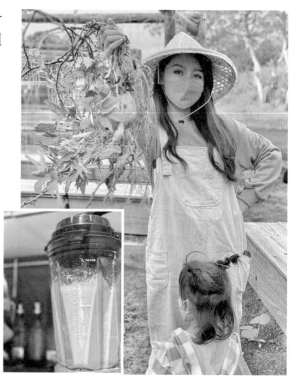

1 地瓜

地瓜的好處簡直說不完，美味之外還富有滿滿的營養價值：像裡面有著許多膳食纖維，也是 GI 值低的食物，飽足感也十足，其中的澱粉還是屬於不被人體消化吸收的抗性澱粉。

地瓜品種多，營養素也各有千秋，以**紅肉地瓜**來說，裡面富含大量維生素 A 與 C，維生素 A 幫助保護我們的眼睛、皮膚、黏膜，它的維生素 A 是所有品種裡面含量最高的；維他命 C 有抗氧化作用，除了增加免疫力之外，也能幫助膠原蛋白的增生，我特別愛吃紅肉地瓜，因為它的**熱量也是最低的**。

黃肉地瓜是全台產量最多的品種，以地瓜的時令來說，冬天建議吃黃肉（夏天纖維較粗）、夏天建議吃紅肉。黃肉較甜、吃起來比較鬆，不會散掉，蒸煮起來是很道地的地瓜香味。**冰心地瓜**則富含許多膳食纖維，是膳食纖維冠軍，想要排便順暢的最好選擇！不過也要提醒大家，地瓜是屬於澱粉類，1 大顆烤地瓜大約就是 1 碗飯熱量，建議可以與澱粉類主食做代換，以免攝取過量。

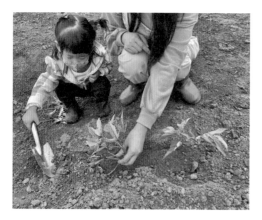

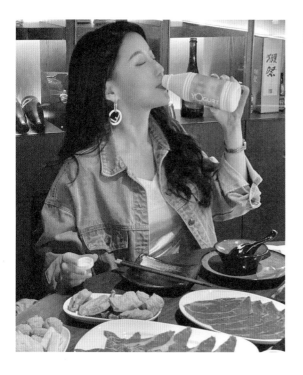

❷ 優酪乳

優酪乳一直是營養師公認的腸胃保健好朋友，裡面有豐富的益生菌、蛋白質、鈣質，能維持排便順暢、幫助代謝、提升保護力，連乳糖不耐的人都可以利用優酪乳來補充鈣質。適合的族群還有孕媽咪，**不論是懷孕還是哺乳**，都需要大量蛋白質及鈣質，而優酪乳中發酵後的乳酸結合優質蛋白質，可幫助孕婦吸收更完整的鈣質和礦物質等營養。運動後也可以來杯優酪乳幫助恢復體力、組織修復，其中的碳水化合物和蛋白質都能提升運動效果，加上優酪乳的碳水化合物和蛋白質含量約為3~4:1，正好符合運動後營養補充的**黃金比例**。

總結來說，很推薦大家將優酪乳作為每日乳製品來源，不只解決排便上的困擾，也能獲取豐富營養。而**優酪乳加上地瓜**，更是相輔相成！因為地瓜中的寡醣與優酪乳中的益生菌可以強化腸道內的生存環境，幫助腸道的保健。而且這2種食物非常好取得、攜帶上更是方便，無論哪個族群都可很推薦食用，建議1天可以吃170g~270g的地瓜，並搭配200ml左右的優酪乳一起享用。

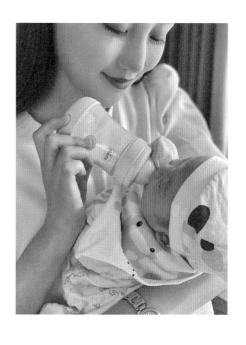

清腸排毒季來了！名人都在吃的「優酪乳配地瓜」

想要**提升排毒力**，最簡單、最基本的方式就是用飲食改善或補足，如果無法得知吃進肚子裡的食物安不安全，可以靠均衡攝取來改善，或是避免攝取過多刺激性的食物，像是酒精、辛辣調味品、油炸物、加工食品、甜食、含糖飲料等。平時也要吃夠蔬果、**喝夠水份**，可以搭配冬瓜、西瓜等含水量高的食物一同攝取，因為食物中的水份也可以算進每日的喝水量中。

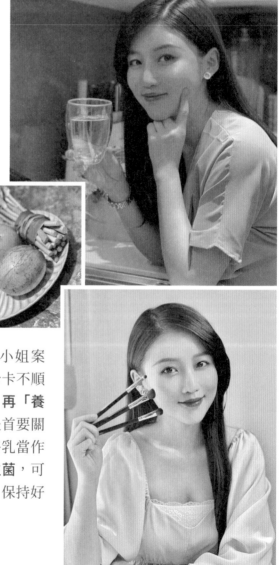

其實不只前面提到的李小姐案例，這年頭實在有太多人有卡卡不順的困擾，建議大家先**「養腸」**再**「養顏」**，想保有年輕腸胃保健是首要關鍵，平常就可以將地瓜及優酪乳當作早餐享用，**高纖食物加上益生菌**，可以有效維持良好消化道環境、保持好氣色及愉悅心情！

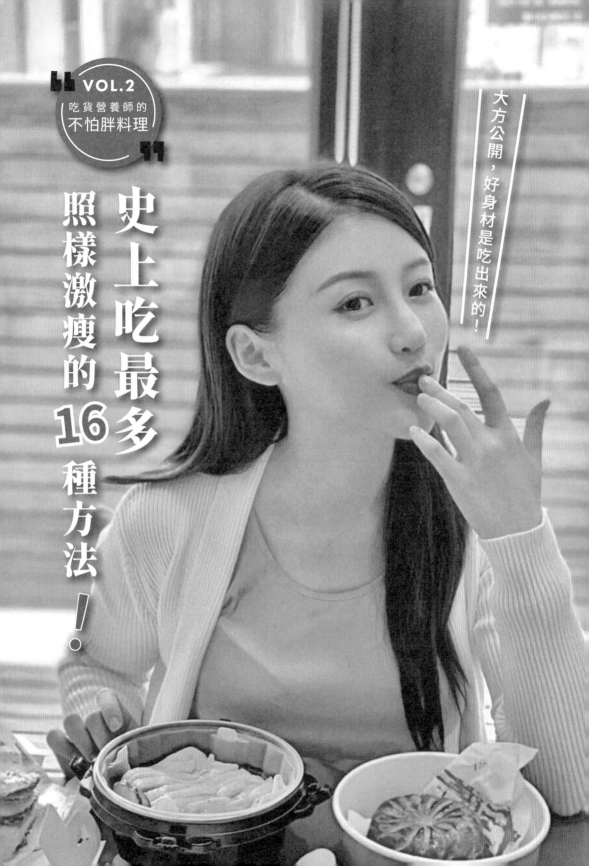

VOL.2
吃貨營養師的
不怕胖料理

史上吃最多
照樣激瘦的
16
種方法
！

大方公開，好身材是吃出來的！

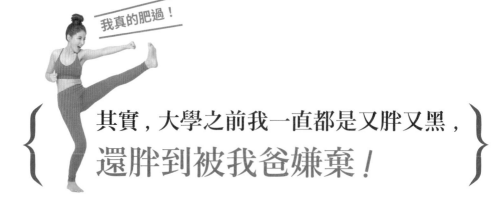

{ 其實，大學之前我一直都是又胖又黑， }
還胖到被我爸嫌棄！

　　大家都說：「妳身材這麼好，以前肯定沒胖過！」說這種話的人應該沒看過我小時候的身材，我就是很胖很胖的那種女生，我從國小就很羨慕那些很瘦的女生，或是一些班花校花之類的，她們怎麼都又漂亮又瘦又白！反觀我自小就是一個又黑又胖的小孩！不但老喜歡往戶外跑，加上特別愛吃(國家認證的「吃貨」)，結論就是我自小又胖又矮又黑，還滿臉雀斑，堪稱同年齡層的小胖妹！

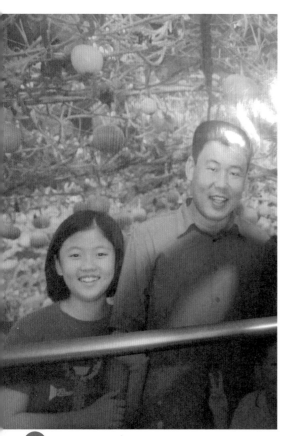

　　會這麼胖也不是沒原因的，從小我們住在宜蘭，當時我們家隔壁是一間鹹酥雞炸物攤加泡沫紅茶、珍珠奶茶的複合式餐飲店(夠邪惡吧！)，所以呢，大概每二天我媽就會去隔壁買炸物＋波霸奶茶作為我們的宵夜或是晚餐後的點心，因此對我來說鹹酥雞就是一個很常見的點心，完全不覺得奇怪！有時候隔壁的老闆娘人又太好了，三不五十就會炸個幾樣東西請我們吃，可以說我就是一個吃鹹酥雞跟喝珍奶長大的小孩！

　　因為隔壁太方便，加上我很會吃，印象很深刻是有一次我真的吃到肚子痛得蹲在地上，應該是吃到腸胃炎了，痛到我說不出話來，結果我爸看到竟然說：「天啊，哪有女生把自己吃得

那麼胖！還吃到撐壞肚子在那邊喊痛，一個女孩子胖成這樣好嗎？」（我爸超愛瘦瘦的女生，我媽跟他結婚時才 38 公斤！）

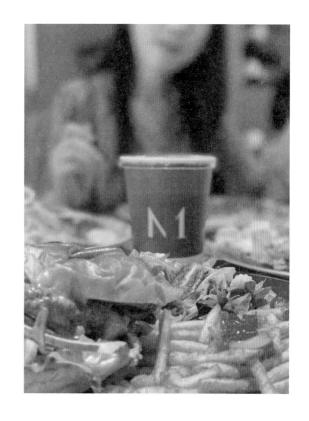

　　我當下超難過的，心想：天啊，我爸怎麼那麼狠毒！我都已經在腸胃炎痛到冒冷汗了，他還可以笑我愛吃貪吃，吃得那麼胖！我就是愛吃啊，能怎麼辦嗎？小時候那一幕場景印象實在太深刻了，讓我決心以後一定要少吃一點、要減肥到跟班花一樣瘦才行！之後我就直接不吃東西，想說這樣瘦最快，結果大概節食了 1 天而已，意志力超薄弱的我就受不了了，直接放棄，想說算了，這輩子可能跟瘦無緣了！我就正常吃飯吧，不要虐待自己了。

　　但是因為那時候家人工作也比較忙，沒空注意我們三餐均不均衡，就是都以外食居多，造成我比較容易偏食，甚至飲食的觀念錯誤，例如我覺得說我想要吃少一點，下課就自己買一個麵包然後配一杯養樂多當晚餐，想說只吃這樣應該可以瘦吧？根本沒有營養知識，不知道那個菠蘿麵包的熱量跟一便當差不多！想當然，**我還是一樣胖！**

　　升上高中後，我還是想盡辦法要減肥，營養午餐就選一個份量最小的漢堡，真的是超級小、大約是兒童餐那種，我想說吃魚應該蠻健康的，口味就選了炸鱈魚，結果我竟然**越減越肥**！光第一個禮拜就**倒胖了 3 公斤**！那次減肥失敗，讓我整個人徹底放棄了，我深信自己就是個連喝水都會胖的人，這輩子別想瘦下來了！更慘的是，那陣子還因為吃炸物吃到我滿臉都是痘花！不誇張，我當下真的覺得人生蠻悲哀的，似乎毫無希望了。那時候家人還說：「你就是胖啊，胖子容易荷爾蒙失調什麼的……」我超想哭的，我就是不想那麼胖啊、我也不想長痘痘啊，但是根本沒人要鳥我，就這樣絕望的帶著滿臉痘痘一路胖到了大學。

其實，大學之前我一直都是又胖又黑，還胖到被我爸嫌棄！

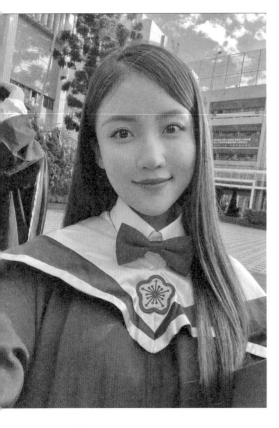

大學就不用訂什麼營養午餐了，我可以自由去選擇吃外面的東西，而那個時候也開始慢慢接觸到很多關於瘦身的知識，也認識了營養學的老師，比較有一些概念。我後來都是去吃自助餐，然後猛夾蔬菜或者吃學校附近有家火雞肉飯便當，都會習慣點很清淡的菜和低脂的肉，我還喜歡把便當的三格全部都裝滿蔬菜，然後跟老闆說我不要淋油淋醬汁，從那時候開始注意要吃少油少鹽、並且多吃蔬菜的均衡飲食法。

後來體重真的有降下來一些，加上學校有很多活動要耗體力，活動多加上均衡飲食的結果，沒想到體重竟然可以從當時的快 60 公斤慢慢降到 52 公斤左右，但還是肉肉的，不過至少已經從 6 字頭降到 5 字頭了！

不過大學時期的我就是一直維持在 51、52 這個數字，看起來不會很胖，但因為我很矮，才 158 公分，50 多公斤對我這種身高的人來說還是偏肉。大學時期大家都變得更愛美，我就會覺得為什麼大家都那麼瘦、只有我瘦不下來？到 51 就卡住了！那時候非常想變更瘦，所以就到處去嘗試各種減肥方法，什麼節食啊、吃減肥藥啊，甚至還去減重診所上班（當諮詢師），就有機會試吃他們的藥，試到我整個人半夜會冒冷汗、拉肚子還發抖，然後整個人走在路上都快暈倒了，因為我有天生低血壓的問題，加上又沒吃什麼東西，感覺整個人都快掛了！所以我知道這種方法不適合自己，雖然吃藥的時候從 52 公斤瘦到 48 公斤，結果一停止吃藥又胖回 52，真的覺得人生也太悲哀了吧！

後來我是直到出社會真正當了營養師之後，才開始落實均衡飲食加上運動，才真正去執行如何吃對食物、如何補充營養又不怕胖，並唾棄一切偏激的減肥方式，只要有人跟我說什麼減肥方式很有效什麼的，我一律都

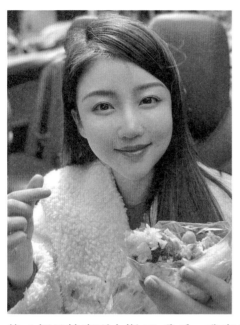

會用很不可置信跟犀利的眼神去檢視這個新的減肥方式到底是好還是不好？然後去分析它們，像最近168斷食法這種就覺得還不錯，很適合現代人的生活型態。

所以我現在體重大概就是48到50公斤之間上下，因為現在我還算是產後媽媽，還有一點肉在身上，加上產後也沒有特別刻意去減肥，就是一樣正常均衡飲食，但是只要**吃到大概七分飽**我就不會繼續吃東西了！我懷孕的時候從47胖到58，大概胖了11公斤，現在產後6個月就瘦到大概50公斤，我完全沒有刻意要瘦多少，只要遵循正確的飲食方法，不刻意也能瘦到理想的體型！

所以對於想減肥的讀者，我想跟你們說的是：不要每次聽到一個流行的方法就急著跟風、急著問：「瘦很快嗎？能瘦多少？」很多人以為減肥就是要立即見效，結果隔天量體重說：「奇怪，怎麼沒有瘦？」減肥根本不是這樣子好嘛！不是比誰瘦得快，要比誰瘦得久！我們應該找一個一輩子都能好好貫徹執行的方式才能長長久久，如果這個月瘦10公斤，下個月復胖15公斤，有用嗎？而且臨床上復胖的人體脂肪通常都會節節攀升，所以瘦得快不見得是好事，我們要瘦就一起瘦一輩子，要健康就一起健康一輩子！能貫徹一輩子不復胖，才是最重要的。

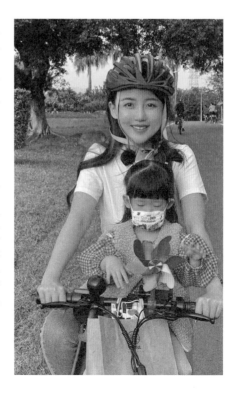

其實，大學之前我一直都是又胖又黑，還胖到被我爸嫌棄！

19 {一直瘦不下來？別懷疑，可能是你吃太少了！}

　　「營養師，爲什麼我都不太吃澱粉和太油的食物了，每餐都吃很少，但就是瘦不下來？」這是我最常被問到的問題之一！我們爲了減肥，不但常以清蒸或水煮食物爲主，或是只吃水果，甚至乾脆就不吃了！雖然控制飲食是減肥的主要方法之一，食物中的熱量也是造成身體脂肪堆積的原因，但是**不吃不等於會變瘦喔**！千萬不能將兩者劃上等號，很多減肥的人發現即使已經把飯量減少很多了，**但好像也沒變多瘦**！有些人明明吃得比自己還多，卻還是很苗條，怎麼會這樣？就因爲吃太少，反而是**造成你更胖的原因**！加上長期下來營養失衡，導致體重總是降不下來，那就更慘了！

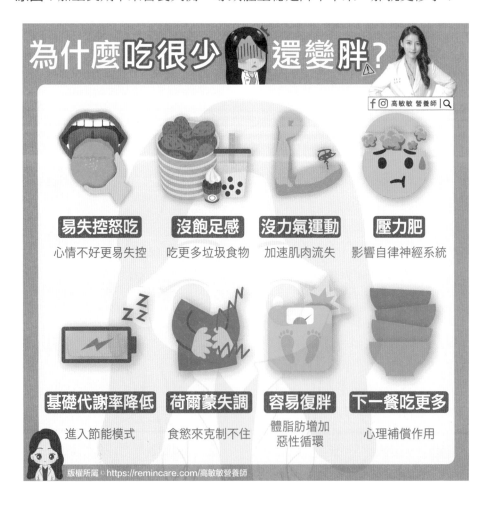

為什麼吃很少 還變胖？

f ⓘ 高敏敏 營養師

易失控怒吃
心情不好更易失控

沒飽足感
吃更多垃圾食物

沒力氣運動
加速肌肉流失

壓力肥
影響自律神經系統

基礎代謝率降低
進入節能模式

荷爾蒙失調
食慾來克制不住

容易復胖
體脂肪增加
惡性循環

下一餐吃更多
心理補償作用

1　易失控怒吃

通常吃太少會**影響荷爾蒙分泌**，同時也會無法抑制自己的食慾，加上只要一心情不好就容易失控怒吃一波；另外，食物本身具有影響情緒的功能，自然會影響攝入量，有時吃太少也會產生一種不安全感，如果同時又再控制飲食，會導致更想大吃大喝，這樣的暴飲暴食只會惡性循環。

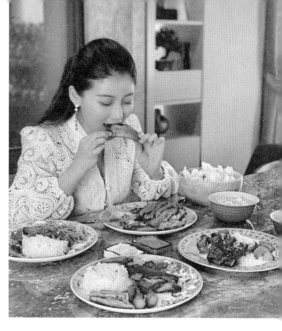

2　沒飽足感

如果吃太少飽足感會不夠，餐與餐之間吃垃圾食物的機率也會因此提升！每次我被問到為什麼吃少還是瘦不下來，其實也是挺頭痛的，答案**就是因為你吃太少了呀！**建議平時多吃蔬菜，除了營養外也能更延長飽足感，而三餐還是要正常飲食，即使吃不下也要吃一點，免得耐不住餐與餐之間的飢餓感喔！

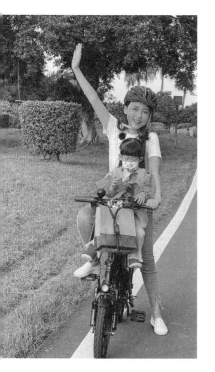

3　沒力氣運動

食物中含有熱量，熱量會轉化為身體需要的能量。換句話說，沒攝取食物就等於沒有能量進入身體中，除了加速肌肉流失，基礎代謝功能也會跟著減低。身體沒有足夠的肌肉也就不會有力氣運動，即便有運動也無法發揮高效益。

4　壓力肥

現代人人壓力大，而且是長期持續的，身體為了避免不斷變瘦，會出現自我保護機制，導致開始變胖，也就是壓力影響了**自律神經系統**。建議可以適時放下手邊的工作，多出去外面走走、曬曬太陽，同時還能補充維生素 D，給自己一個休息的機會吧！

一直瘦不下來？別懷疑，可能是你吃太少了！

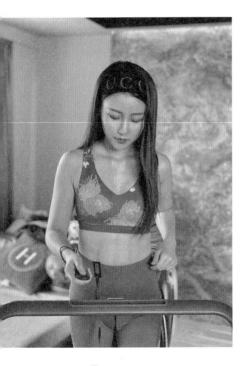

5 基礎代謝率降低

基礎代謝就是指一天之中「**什麼都不做也會消耗的熱量**」，但若是吃太少會讓身體進入「**節能模式**」，因為熱量少於基礎代謝值，身體就無法維持正常生理功能與運作，嚴重時還會影響心情。

6 荷爾蒙失調

吃太少會影響腸胃或脂肪等**荷爾蒙分泌**，導致食慾來時克制不住。但還有一種是荷爾蒙失調，就是即便有運動和飲食管理，卻依舊變胖，這或許是荷爾蒙出問題了，建議盡快就醫喔！

7 容易復胖

就像前面說的，因為吃太少導致基礎代謝率降低，會使體脂肪增加、形成易胖體質。另外只吃零食或只攝取單一食物都會造成肥胖喔。

8 下一餐吃更多

如果經常**吃太少**、**斷食不吃**，或**只吃單一食物**，都有可能導致變胖！因為每個食物都有它不同的營養素，缺乏任何一種都會造成肌肉流失、器官上的損傷。提醒不要時常不吃正餐卻吃一堆零食，這樣到下一餐又不餓了，這就是**心理上的補償性飲食**，也會造成惡性循環，長期下來會使人沒力氣、臉色差、提不起精神。

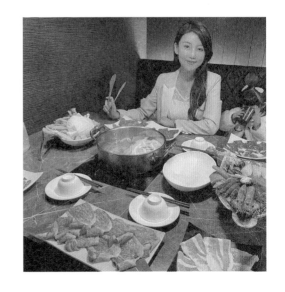

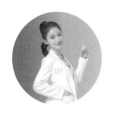

別再過度節食了！

　　其實我很懂爲什麼大家這麼「**怕吃東西**」，但是不用擔心，因爲每天都有可以攝取的熱量額度，正常人一天可以吃下 1500kcal 左右，但還是要依據體重及活動量來做評估。每個人一天適合攝取的熱量皆不同，只要了解自己一天適合多少，再配合均衡飲食，其實就可以輕鬆無負擔的享用美食喔！

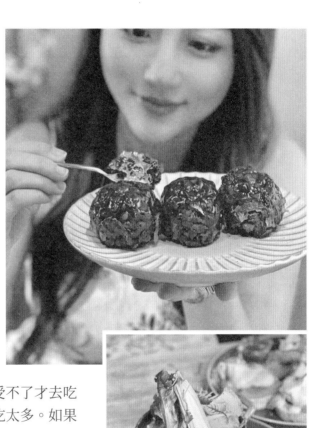

　　我在臨床上眞的遇過很多人總是等到餓到受不了才去吃飯，加上補償心理導致吃太多。如果長期空腹太久，沒有食物可以消化，更可能引起腸胃不適、膽結石等症狀。所以要達到減重目的，定時吃飯眞的很重要，而定時吃飯就是爲了能夠「**定量**」，包括進食量及食物的熱量，不論是吃太少導致餓過頭，或是吃太飽攝取過多熱量都不行。建議每餐都吃八分飽爲主，並維持營養均衡，一起來看看**我的不怕胖餐盤**都是怎麼搭配的！

一直瘦不下來？別懷疑，可能是你吃太少了！

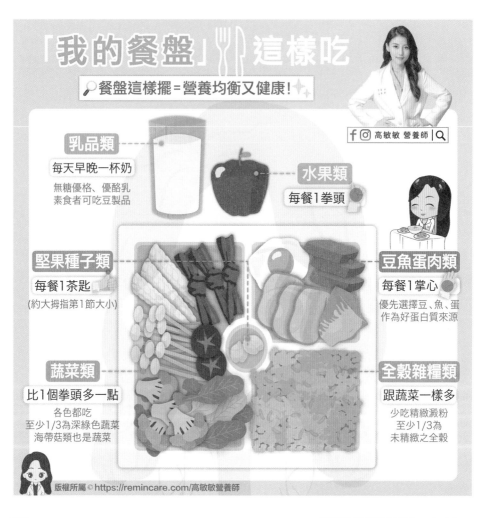

「我的餐盤」這樣吃

餐盤這樣擺＝營養均衡又健康！

f ◎ 高敏敏 營養師 Q

乳品類

每天早晚一杯奶

無糖優格、優酪乳
素食者可吃豆製品

水果類

每餐1拳頭

堅果種子類

每餐1茶匙

(約大拇指第1節大小)

豆魚蛋肉類

每餐1掌心

優先選擇豆、魚、蛋
作為好蛋白質來源

蔬菜類

比1個拳頭多一點

各色都吃
至少1/3為深綠色蔬菜
海帶菇類也是蔬菜

全穀雜糧類

跟蔬菜一樣多

少吃精緻澱粉
至少1/3為
未精緻之全穀

版權所屬 © https://remincare.com/高敏敏營養師

① 全穀雜糧類

飯跟蔬菜一樣多，盡量少吃精緻澱粉，如白米、
麵條等，以穀類、南瓜、地瓜、糙米飯等原型
食物為主。

② 豆魚蛋肉類

每餐 1 個掌心的量，並優先選擇豆、魚、蛋作
為優質蛋白質來源。吃飯之前也可以看一下自
己的手掌，再看看餐盤的肉，有沒有吃超過？

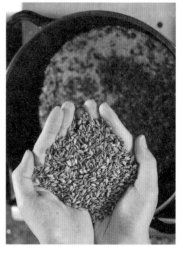

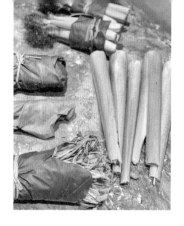

③ 蔬菜類

蔬菜類可以比 1 個拳頭多一點，並且最好各色都吃，因為**不同顏色的蔬菜含有不同植化素**，也建議 1 份蔬菜至少有 **1/3 為深綠色蔬菜**，另外像是海帶、菇類、藻類、瓜類也都是蔬菜喔！

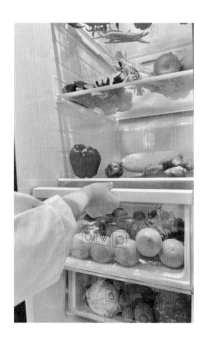

④ 油脂與堅果種子類

只要每餐 1 茶匙，也就是約大拇指第一指節大小，就能補充好油、維生素 E、礦物質。

⑤ 乳品類

每天早晚 1 杯乳品類，像是牛奶、優格、優酪乳、起司等，素食朋友可以多吃高鈣食物及豆製品。

⑥ 水果類

每餐 1 個拳頭的水果量，比較難測量的水果也可以切一切放到碗裡約 8 分滿。

大家在維持營養均衡同時，可以偶爾小小放縱一下，像是選擇某一餐吃自己喜歡的食物，這樣反而更能控制飲食，並且做到按時吃飯，漸漸的也能改善吃太少導致更胖的問題！所以不要總是等餓了才去吃飯，按時攝取才是正確的飲食習慣，沒有定時吃飯除了容易導致越吃越多，更會使身材走樣，另外像是油炸物、加工食品、甜點也要少吃，雖然是講了很多次的小常識，但還是很多人做不到。總之每餐都好好吃飯、保持攝取量，正是飲食控制成功的關鍵。

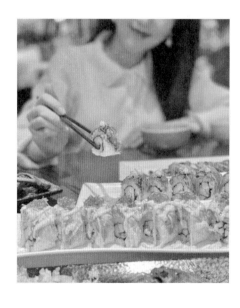

20 { 吃冷飯**能瘦身**?!
「抗性澱粉」到底是什麼?}

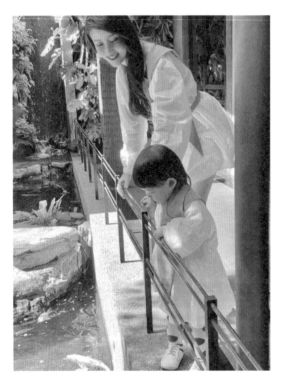

吃澱粉也能變瘦?近年有關「**抗性澱粉**」的議題又開始備受矚目,這時一堆迷思就通通跑出來了!到底什麼是「抗性澱粉」?為什麼想瘦身可多吃?還有聽說吃冷飯也能幫助減肥,真的假的?讓我們來一一破解,關於「抗性澱粉」該怎麼吃、有什麼好處?現在就讓你知道!

首先,「抗性澱粉」是指**小腸不容易消化的澱粉**,因為它不容易被消**化酵素切斷(消化)**,所以跟膳食纖維很類似,是到大腸才被腸道的細菌發酵。簡單來說,抗性澱粉不像一般澱粉,會那麼快的在我們的體內分解成葡萄糖,所以反而在小腸是比較難分解和吸收的,而到了大腸之後,就會被細菌分解成短鏈脂肪酸跟其他代謝產物,因此它們不只熱量比較低,還很有飽足感,也能降低胰島素的阻抗,甚至減少大腸癌發生的機率,難怪可以幫助減肥!但是你知道含抗性澱粉的食物其實還有分類嗎?我們通常分為 4 類:

⋙ 第一類

種子、豆類、綠豆,或是未加工過的**全穀類**,因為有蛋白質跟纖維遮蔽這些食物,所以很難被澱粉酶所消化,以煮過的豌豆來說,就有 1.6g 的抗性澱粉、而煮過的黑豆則有 1.5g。

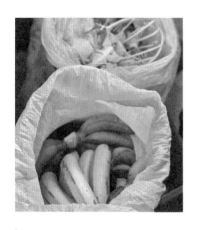

第二類的抗性澱粉比較常存在於**自然食物**中，像是比較沒有成熟的香蕉、生的馬鈴薯，或者是一些玉米澱粉等。以香蕉來說，1 根中等大小的香蕉抗性澱粉就有 4.7g，所以**青皮香蕉**的血糖上升速度就不會比有斑點的香蕉快，讓血糖比較平穩，熱量也比熟透的還低。而水煮後放冷的馬鈴薯，抗性澱粉也有 3.2g、半杯的玉米也有 2g 的含量。

第三類

這類是將食物放冷後，時間一長，一部分已經糊化的澱粉就會回到生澱粉的狀態，**由熟變回生澱粉稱為老化回生**，也稱為**回凝澱粉**。當然，它只是一小部分澱粉改變了，並不是食物變回沒有烹調的狀態，例如煮熟放涼的壽司飯、涼的馬鈴薯沙拉，都具有抗性澱粉，所以我每次想到壽司醋飯的抗性澱粉含量比較高，就讓我蠻愛吃壽司的。

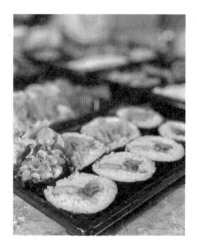

第四類

這類的抗性澱粉是用化學加工方式製作的**修飾澱粉**，雖然也是有不容易消化吸收的特性，但畢竟是添加了許多加工物質，所以比較不建議攝取。

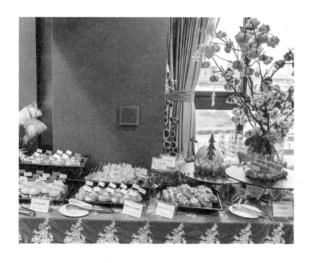

我們前面提過，抗性澱粉與膳食纖維功能類似，不容易被消化吸收，所以除了增加飽足感，熱量也非常低，加上抗性澱粉可促進餐後脂質氧化作用，達到減少脂肪堆積的作用，那麼除了大家最熟悉的能幫助減重之外，抗性澱粉對健康還有什麼好處？

吃冷飯能瘦身?!「抗性澱粉」到底是什麼？

1 調節血糖

由於抗性澱粉的消化速度非常緩慢，通常要花費 **5~7 小時**，所以可以幫助血糖的穩定、改善餐後高血糖或高胰島素血症的問題。

2 降低大腸癌風險

因為抗性澱粉在大腸時會被細菌發酵，同時產生脂肪酸，讓腸道維持酸性環境，並幫助毒素的分解與排出，降低了罹患大腸癌的風險。

3 幫助腸道健康

因為抗性澱粉與膳食纖維類似，可以直接進入到大腸讓益生菌分解、維持腸道健康。

4 降低膽固醇

目前也有研究證實，說抗性澱粉可以降低三酸甘油脂及膽固醇，同時達到預防動脈硬化、保護心血管健康等作用。

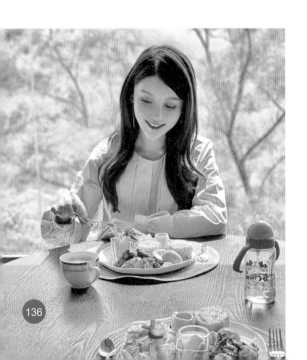

雖然抗性澱粉好處很多，但各個國家人民的攝取量差異卻很大，像是大陸和印度分別為每天攝取 18g 和 10g，但在歐洲國家則為每天 3~6g，這是因為每個國家的飲食中澱粉食物佔比不同，因此抗性澱粉攝取量也會有差異，我會建議每天攝取約 20g 抗性澱粉，對健康比較有幫助，但要怎麼吃才能攝取到足夠的抗性澱粉？

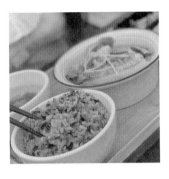

1 可以以抗性澱粉的**全穀根莖類來取代精緻主食**，像是以地瓜、糙米、燕麥、豆類、全穀粒麵包等為主，少吃精緻白米飯或麵類。

2 烹調時盡量不要將食物煮太久，因為**越是軟爛、抗性澱粉含量也會降低**！

3 可以將煮熟的主食放涼後再吃，像是壽司醋飯、馬鈴薯沙拉或烤吐司放涼等，都會幫助增加抗性澱粉。

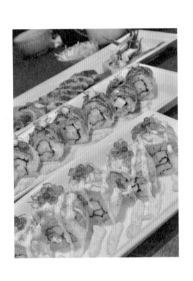

4 推薦將含有抗性澱粉的主食冷卻後再回溫，比如說將**隔夜飯再加熱**。我平常會做一些壽司醋飯跟馬鈴薯沙拉，來幫助生活中增加抗性澱粉的吸收，也很適合夏天食慾沒那麼好的時候，冰在冰箱涼涼的，吃起來也很好吃，大人小孩都會很喜歡。

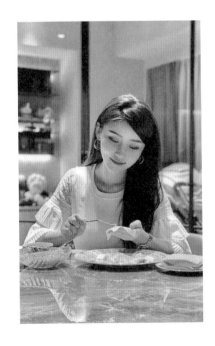

總結來說，因為抗性澱粉較難以分解及吸收，並在大腸被細菌分解成短鏈脂肪酸和其他代謝物，所以幫助了**身體上的代謝**。而抗性澱粉不只可以減緩飢餓感、熱量低，也能減少罹患大腸癌的機率、降低胰島素的阻抗。

但也要提醒大家，雖說抗性澱粉熱量低、好處多，但如果要達到瘦身目的，不能單靠吃冷飯或是馬鈴薯沙拉等，除了營養不均衡，吃太多熱量還是會堆積的！加上如果保存不當，更可能會有滋生細菌的疑慮。所以說「抗性澱粉」到底能不能越吃越瘦？就看你有沒有吃對囉！

21 { 8個瘦子絕對不會告訴你的祕密！}

　　你有沒有發現，在我們生活中身邊總是會有怎麼吃都不胖的朋友！奇怪了，我們大家應該吃得都差不多啊？怎麼她身材這麼勻稱，而我卻慘不忍睹？確實，在營養門診或健康講座上，總是會有一些比較注重養生、體態保持不錯的案例，詢問之下真的有一些他們無形當中養成的**不易胖好習慣**，不說你還真的不知道！今天就讓我手把手教你攻略法，來聊聊那些瘦子不會告訴你的祕密吧，帶你養成易瘦體質的好習慣！

8個好習慣不知不覺瘦下來！

f Ⓞ 高敏敏 營養師 | Q

能站不坐 能坐不躺	飲食要 有飯、有菜、有肉	多吃原型食物 少吃加工食品	每天吃 2種水果 3樣蔬菜

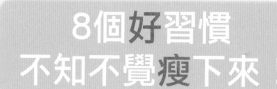

每天喝8杯水	每天照全身鏡	睡前不要貪吃	每晚睡足 7~8小時

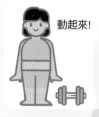
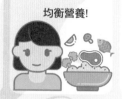

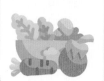
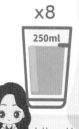
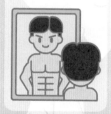

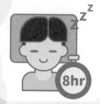

https://remincare.com/高敏敏營養師

1　能站就不坐、能坐就不躺

一定會有人疑惑,這樣真的能瘦嗎?這你真的不知道,站、坐、躺所**消耗的熱量確實不一樣**!而這也是一種習慣的養成,在門診上也不難發現,有一些慢性代謝疾病或體態偏肥胖的人,常常**生活習慣都是倒過來的**!能躺就不坐,能坐就不站,久而久之,會使身體的消耗功能降低,也就是**代謝功能降低**!

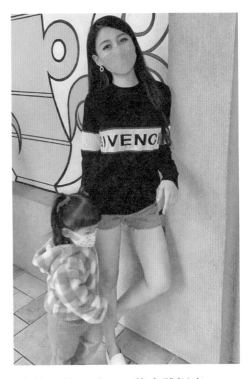

老實說,像我就是標準的能坐就不躺的人((大笑 ~)),其實我也沒多瘦,但是還挺有口福的,身為吃貨營養師沒胖成一隻豬,還真的要感謝我知道如何維持身材不走樣,所以不論出門或在家,我坐著的時後永遠都只坐椅子的三分一,將身體挺直時,無形當中身體的代謝真的會比較好,不要動不動回到家就整個人就癱在那,快起來動一動、讓身體的代謝 up up 吧!

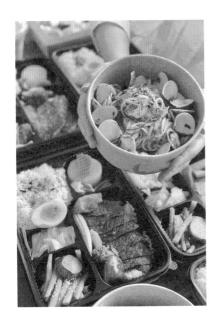

2　飲食均衡:有飯、有菜、有肉

其實均衡飲食真的很重要!因為每一類食物提供的營養素都不同,而且**不能相互取代**,都有各自的重要性。建議大家在吃正餐的時候可以準備一個餐盤或碗,把固定要吃的份量夾到碗或盤子中,養成定時定量又均衡的好習慣,否則餐桌上有什麼夾什麼,吃久了你會發現自己越來越難瘦下來!有些肥胖家庭桌上的青菜類永遠吃不完,可是肉一下子就被掃光,或許太瘦的肉還沒有人肯吃,就喜歡那種又肥又嫩的肉,那自然而然體脂肪就會在無形中增加啦。

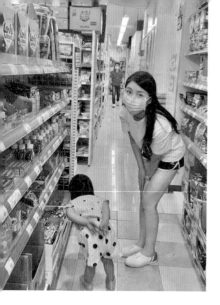

少吃容易導致身體發炎的加工食品

肥胖除了增加身體的負擔、身形不好看之外,同時也是一種**身體的發炎反應**喔!你可能不知道過度攝取加工食品容易導致身體出現發炎反應,再加上加工食物往往脂肪高、鹽份高、糖份高,因此很難脫離高糖、高鹽、高脂肪的陷阱,減少加工食品的攝取等於能降低糖份、鹽份與脂肪,還能減少身體發炎的機會,體重自然會降下來,身體也會更健康喔!

瘦子秘密
4 **每天攝取充足的維他命 C**

蔬菜水果中存在天然的**抗氧化劑**,尤其是維他命 C 跟植化素。你們知道嗎?足夠的**維他命 C 可以幫助脂肪的代謝與燃燒**喔!也可以幫助我們**對抗壓力荷爾蒙**,有些人的肥胖可能是**壓力型肥胖**,這時候維他命 C 就扮演了相當重要的角色,而且維他命 C 是水溶性的,在身體裡很容易流失,所以每天持續補充是非常重要的!

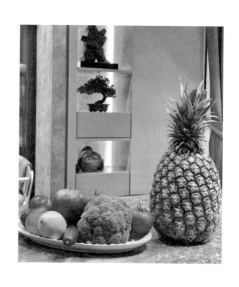

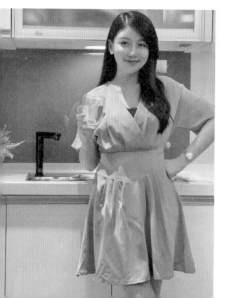

瘦子秘密
5 **每天要喝 8 杯水**

多喝水可以幫助身體代謝,將不好的東西排出體外,而喝水的量依照每個人的體重不同而有所改變,可以將體重乘以 30 到 40 就大約會是一天身體所需攝取的基礎水份,假設我的體重爲 50kg X 30~40,一天攝取的水份就要到 1500ml~2000ml 左右,所以大家也可以依自己的體重,計算出自己所需的水量,幫自己排定一日的喝水行程。

每天都要照全身鏡

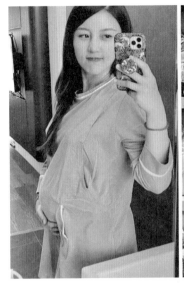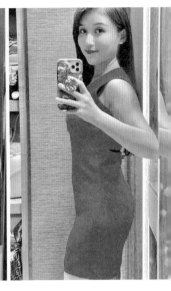

千萬不要只單單相信體重機上面的數字，畢竟肥胖的問題要評估各方面，不只是體重，還包括體脂、腰圍等，所以有時候體重並不會反應出最真實的你！最簡單的方式就是可以每天照全身鏡，當你覺得鏡子中的自己好像有點胖了、肚子有點大、手臂有點粗、腿有點腫⋯⋯不要懷疑自己的眼睛！這代表你最近可能真的胖了！所以呢，每天都要花時間好好照鏡子，看看自己的體態，是不是有哪裡不一樣了？才不會無形之中胖到很難瘦下來的地步才開始慌！當然，一陣子量體重和腰圍一次，也是很重要的。

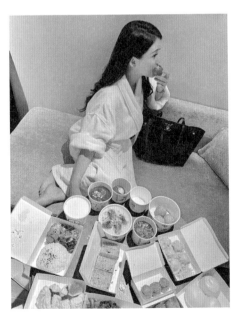

瘦子秘密
7

睡前不要貪吃

我在門診上常常會跟患者說：「一個習慣的養成可能只需要花 21 天，但要戒掉這個習慣往往需要超過 21 天甚至是更多的時間！」所以當你開始養成睡前吃東西的習慣時，第一天、第二天、第三天⋯⋯漸漸地只要有一天睡前沒吃東西，就會覺得全身不對勁，進而走向一條**體重爆表的不歸路**，很難回到正軌。

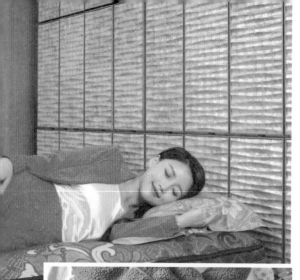

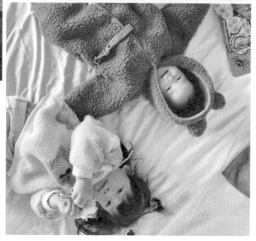

8 每天睡足 7~8 小時

妳有聽說**邊睡邊瘦**的說法嗎？是不是覺得很像假消息、很像騙人的？別懷疑，這個說法是真的存在！睡眠與食欲是息息相關的，一個擁有充足睡眠的人，體內的**瘦蛋白**分泌會隨之增加，能夠遏止那些不必要的口腹之慾。加上睡覺的過程中人體也需要持續代謝，所以在你沒有進食卻不斷代謝的過程中，自然會消耗掉一些熱量。而缺乏睡眠時，會因為睡眠太少，導致**飢餓素**分泌上升，讓你不自覺攝取過多的熱量，進而容易變胖發福，還可能在熬夜的路上又吃了許多不必要的熱量。

所以呢，越睡越瘦的說法是真的，擁有充足的睡眠不但能有好氣色，還能成為瘦子，原來睡好覺有這麼多的好處，大家是不是也該乖乖上床睡覺，來實踐這個簡單又容易達成的瘦身法呢？

以上 8 個瘦子的秘密，有沒有覺得自己過去都忽略了哪些？是不是看起來很簡單，但是實際執行下來還是需要花一點堅持和毅力的，希望大家都能在日常生活中養成當瘦子的好習慣喔！

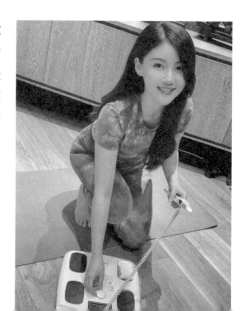

22 {半夜餓到睡不著的 超商罐頭、零食私心推薦！}

　　減肥期間最討厭的就是，白天吃得少，越晚肚子就越容易餓，尤其每次看 youtube 或追劇看到吃美食的畫面，那簡直是太邪惡了啊！根本不能忍！超想打開吳柏毅看看有什麼能叫的，還是乾脆衝去什麼都賣的超商抱一堆宵夜和零嘴回來！但是……等等！你真的能放心吃這些零嘴宵夜嗎？不是昨天才說要減肥？實在是齁～這麼快就破功了？

　　其實，還是有可以稍微放心一點吃的東西啦，不需要這麼有罪惡感，但你要會挑啊！超商裡琳瑯滿目的罐頭、零嘴、冷凍食品，到底哪些才是相對比較健康和熱量最低的？今天就帶你來「逛逛」超商吧！

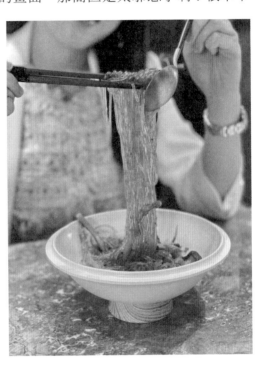

1 罐頭類

罐頭是很多人心中最方便的食物之一，但是常有著罐頭都很不營養的既定印象，罐頭真的非常不健康嗎？很多人都認為罐頭之所以能存放這麼久，是因為有額外添加物和防腐劑等化學成分。**但其實正相反**！現在的罐頭多半都是使用「**高溫殺菌**」及「**真空封存**」技術，才能延長食物的存放時間，以及避免細菌孳生，如果真要說罐頭不健康、不營養，其實重點還是擺在內容物的部分，接下來就來介紹優秀的罐頭吧！

1 玉米粒罐頭

減肥族深夜能吃的宵夜，首推就是它啦！它真的似乎是超商的必備罐頭之一，因為玉米粒不但是煮湯、做菜的好夥伴，直接吃也非常涮嘴，是很多小孩子和宵夜族的最

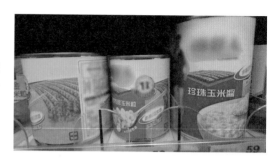

愛。而且玉米粒罐頭與新鮮玉米的**營養價值相差不大**，一樣擁有豐富的類胡蘿蔔素、膳食纖維，如果炒過後更能讓人體吸收。

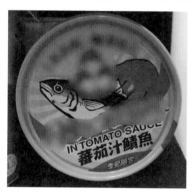

2 茄汁鯖魚罐頭

這罐大家一定不陌生吧？鯖魚中含有豐富的蛋白質、礦物質、脂溶性維生素，傳說中南部有個超受歡迎的**罐頭麵**(或稱**颱風麵**)，就是用這種茄汁鯖魚罐頭當主料。不過雖說罐頭營養價值與原本的食物沒有太大差異，但還是建議將湯汁瀝掉，以免鈉含量超標喔！

3 番茄罐頭

番茄中含有豐富茄紅素、維生素 C，尤其番茄罐頭、番茄汁製作過程因為營養成份釋出、濃縮，能釋放更多茄紅素，身體也比較容易吸收，茄紅素含量和維生素 A 效力反而都較高。根據台灣地區食品營養成份資料庫記載，100公克大番茄維生素 A 效力只有 84.2，**等重的番茄罐頭卻多達 366.5**，幾乎是新鮮番茄的 **4.4 倍**！不失為補充茄紅素的好方法，但維生素 C 的補充，當然還是新鮮番茄比較多喔。

4 鮪魚罐頭

鮪魚罐頭熱量極低，卻有豐富的蛋白質、不飽和脂肪酸、DHA、EPA 等營養，可以降低動脈硬化及膽固醇風險，不過我會建議料理方式用水煮的，少用美乃滋加鮪魚的方式食用。

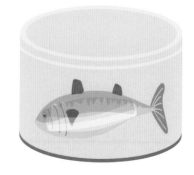

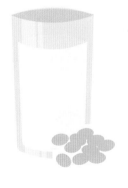

② 零嘴類

▶ 1 即食雞胸肉

雞胸肉中含有優質蛋白質，除了能幫助增加肌肉、組織的修復，熱量也超級低，我每次運動完都會來上一片，美味之外也非常有飽足感喔！而且對於分秒必爭的上班族來說，馬上開就可以馬上吃，真的很方便呢！

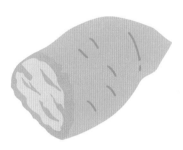

▶ 2 烤地瓜

地瓜是屬於低 GI 食物，每種地瓜的營養都不同，像是我最愛的紅肉地瓜富含大量維生素 A 與維生素 C，可以幫助保護眼睛、皮膚及黏膜健康，也有抗氧化、調整免疫力的能力。冰心地瓜則是膳食纖維冠軍，讓排便更順暢，建議連皮一起吃，更能幫助降低膽固醇、預防心血管疾病。黃肉地瓜則是地瓜味最香、也最甜，但是冬天的肉質口感比較好。要注意喔，口感綿密的地瓜是屬於**澱粉類**，記得吃了地瓜就要減少澱粉的攝取，不然體重還是會增加！

▶ 3 豆漿

豆漿屬於植物性蛋白質，含有豐富的大豆蛋白、大豆異黃酮，能幫助肌肉生長、促進腸胃蠕動、抗氧化、降低發炎反應。建議可以選擇無糖或是低糖豆漿，減少糖份的攝取，也可以選擇**黑豆漿**，對健康好處都不同喔！

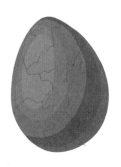

▶ 4 茶葉蛋

雞蛋中有豐富的蛋白質、不飽和脂肪酸、卵磷脂、膽鹼維生素 A、葉黃素等營養，而且熱量低。不過要特別注意茶葉蛋的份量，因為在鍋子裡泡很久的關係，有時候維生素 B 會比較容易流失，還有顏色越深表示鈉含量越高，建議有高血壓、心血管疾病和腎病患者少吃。

半夜餓到睡不著的超商罐頭、零食私心推薦！

5 生菜沙拉

生菜中含有大量的水份及膳食纖維，加上熱量非常低，除了能減少油脂的攝取，也能降低血脂、排便順暢。不過生菜沙拉的沙拉醬盡量選擇像是油醋或是橄欖油，少選擇像是凱薩、美乃滋等高熱量醬料，吃完後也可以再來片雞胸肉或茶葉蛋，增加優質蛋白質的攝取。

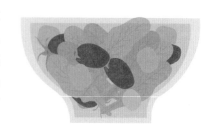

6 香蕉

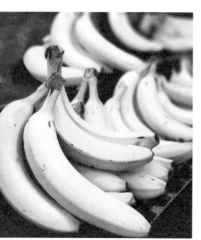

我覺得便利商店就能買得到水果真的很方便，而香蕉就是其中一個很好的選擇！香蕉裡富含維生素 C、膳食纖維、礦物質鉀、鎂、果糖，可以潤滑腸道、幫助排便順暢。運動後如果來 1 根香蕉，裡面的礦物質鎂也能預防抽筋；鉀也能增加肌耐力，所以不論是平常還是運動後都很適合來 1 根香蕉，如果時常排便不順暢的人，也可以喝水搭配香蕉，因為水溶性膳食纖維可以增加腸胃蠕動。香蕉之外，便利商店的蘋果、奇異果，或是**水果餐盒**也都是不錯的選擇喔！

7 乳品類

便利商店常見的乳品類像是牛奶、優酪乳、優格都是很好的選擇，裡面除了有豐富鈣質、蛋白質，優酪乳、優格中更是含有益生菌。建議早晚都可以來 1 杯牛奶或優酪乳，除了補充每日鈣質所需，更能平衡腸道菌相，如果夜晚肚子餓了，就來 1 杯乳製品吧！

8 御飯糰

像是壽司、御飯糰，都是將飯煮熟又放涼做成的，相比其他食物中含有較多的**「抗性澱粉」**（前面篇章有講到它有益瘦身，可以參考喔），因為無法被小腸吸收的關係，所以除了熱量低，也能直接被大腸利用，有類似膳食纖維的功能。建議選擇時多看營養標示，少選含加工品或高油脂的，如肉鬆、龍蝦沙拉等口味。

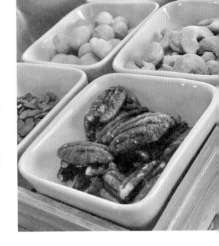

9 無調味堅果

堅果中的不飽和脂肪酸可以維持心血管健康；礦物質鎂則能放鬆情緒；維生素 E 可以滋潤皮膚及頭髮。建議選擇無調味的堅果，並每次抓小包半包的份量吃就好，以免熱量過高喔！

10 關東煮

奇怪，關東煮不是熱量不低嗎？營養師你怎麼推薦這個啊？但其實是要看你選什麼！建議可以以蔬菜類為主，少選擇澱粉類或加工品。例如：玉米筍、娃娃菜、玉米、蒟蒻條、白蘿蔔、筍子、杏鮑菇都是不錯的選擇，除了有膳食纖維，熱量也超低。不過吃關東煮時記得湯不要喝完，畢竟都是滿滿的鈉含量呀！

　　沒想過便利商店也有這麼多罐頭和零嘴可以當成正餐或宵夜吧！這些都是熱量超低、營養卻超高的食物，不論是想解決三餐、還是想減重、甚至是半夜嘴饞，這些都是很好的選擇！以後再也不怕找不到好好食材、也不怕減肥時期總是得餓著肚子熬過漫漫長夜了，便利商店也能讓你營養均衡喔！

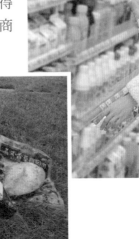

半夜餓到睡不著的超商罐頭、零食私心推薦！

23 { 5 大燃燒系營養素 吃出超強代謝力！}

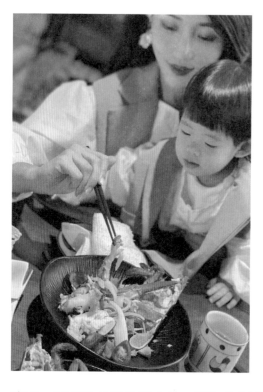

你是不是常會覺得減肥卡關？明明很認真減重，但就是瘦不下來！問題到底是什麼？這篇要告訴你老是瘦不下來的原因、還有如何在日常飲食當中加入一些「**燃燒系營養素**」，幫助增加**體內產熱代謝**，使減肥更快速、更正確！

大家最關心的問題就是：「為什麼總是瘦不下來？」其實是種種原因累積導致的，我最常聽到：「營養師，我真的連喝水都會胖！」、「我一天只吃一餐了耶，為什麼還是很胖？」或「我明明就有持續在運動，為什麼體重還是一樣？」、「我根本忙到很少吃了，怎麼肚子還是很大？」諸如此類的訴苦聲。

其實大家應該要檢視自己的飲食習慣，會不會有一些錯誤習慣是你自己不知道、但卻是導致你**瘦不下來的關鍵原因**！我們先排除一些病理性的因素，單純以飲食習慣及生活來分析：

① 三餐沒有定時定量

假設時常三餐沒有按時吃、沒有定時定量，甚至暴飲暴食、囫圇吞棗，就有可能導致瘦不下來。

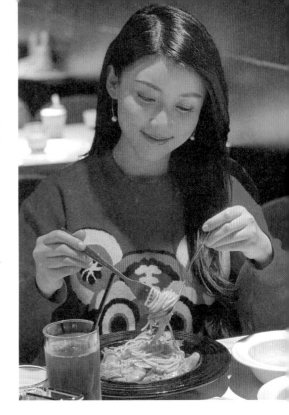

② 吃飯速度過快

吃飯速度也是影響身材的因素之一！有時吃飯速度過快、沒有注意進食順序，也會增加腸胃負擔。

③ 能坐就不站、能躺就不坐

還有上班族最常出現的問題，因為長時間久坐不動的關係，若運動量又不足，更可能讓你瘦不下來。

④ 過多的糖份及精緻食物

零食、點心、飲料、油炸及加工食品等，都是造成體重增加的陷阱。

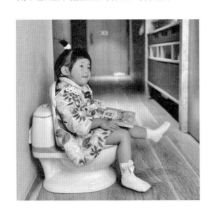

⑤ 壓力大、睡眠品質差

睡眠也跟減重有關係，若總是壓力大、睡眠質差，都有可能是造成肥胖的原因。尤其現在很多人因為壓力大、食慾不穩定，但反而變胖，稱作**壓力肥**，如果沒有好好處理，還有可能陷入愈減愈肥的惡性循環中。

　　既然有這麼多原因讓你瘦不下來，我推薦大家可以在日常飲食中加入一些「**燃燒系營養素**」，而這些營養素的存在於天然的食物中。至於為什麼它們能幫助燃脂？主要是它們都富含**抗氧化**的物質，幫助我們抗發炎、調整身體新陳代謝、燃燒脂肪，**燃燒系營養素主要可以分為 5 大類：**

① 維生素 B 群

其實維生素 B 群是**生理代謝**中很大的幕後功臣，只是人體無法自行製造，所以從食物中攝取是最主要的途徑。維生素 B 群有維生素 B1、B2、B3、

B6，它們都能幫助身體代謝蛋白質、醣類、脂肪，並產生能量讓身體維持基本運作功能。再來就是大家最在意的，維生素 B 群存在於哪些食物呢？其實很多天然食物中都存在著，像是大家熟悉的糙米，還有豬肉、雞肉、杏仁、葵瓜子、各式蔬菜、花椰菜等，它們的 B 群都非常豐富，建議大家可以平均攝取。

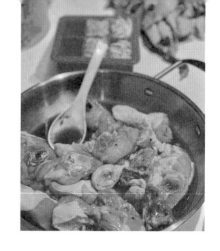

② 燃燒系植化素：多酚類

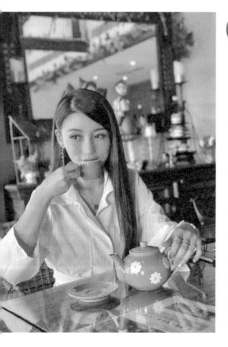

最常見的有**茶、咖啡**，主要是裡面有茶鹼、咖啡因。咖啡因有利尿排水消水腫的作用，同時也可以提升新陳代謝，因為咖啡因有刺激交感神經的作用。推薦可以在早上喝一杯黑咖啡，除了燃脂功能外也能提起精神，開啟活力的一天！

不過也要小提醒大家，咖啡之外，可可、茶、可樂也都含有咖啡因，衛福部也建議每日咖啡因攝取量**不超過 300mg**，所以還是建議大家維持在這個劑量即可，以免過量導致心悸、呼吸急促、喘不過氣等問題，還有青少年、孕媽咪、心血管疾病更要控制好攝取量。

而茶裡的茶多酚，也就是兒茶素，可以抑制脂肪的合成、分解脂肪，但提醒大家，想利用兒茶素來分解脂肪，也要注意劑量、濃度的控制，不要一昧的追求瘦身而忽略了攝取量，這樣除了無法達到瘦身目的，也會因為攝取量過多而造成身體上的負擔。總結來說，茶和咖啡只是輔助，還是要以飲食均衡為優先。

下面「各式咖啡熱量表」，來看看每天喝、連續喝一個月之後會累積多少熱量吧。建議若有心血管疾病、心律不整、腸胃病、長期失眠的患者、孕婦、孩童，最好避免或減少含咖啡因飲品的飲用唷！

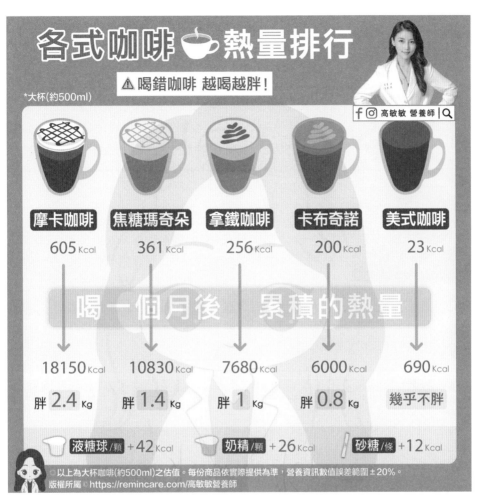

各式咖啡 熱量排行

⚠ 喝錯咖啡 越喝越胖！

*大杯(約500ml)

f ⓘ 高敏敏 營養師 🔍

摩卡咖啡	焦糖瑪奇朵	拿鐵咖啡	卡布奇諾	美式咖啡
605 Kcal	361 Kcal	256 Kcal	200 Kcal	23 Kcal

喝一個月後 ｜ 累積的熱量

18150 Kcal	10830 Kcal	7680 Kcal	6000 Kcal	690 Kcal
胖 2.4 Kg	胖 1.4 Kg	胖 1 Kg	胖 0.8 Kg	幾乎不胖

液糖球/顆 +42 Kcal　　奶精/顆 +26 Kcal　　砂糖/條 +12 Kcal

● 以上為大杯咖啡(約500ml)之估值。每份商品依實際提供為準，營養資訊數值誤差範圍±20%。
版權所屬 https://remincare.com/高敏敏營養師

3 辛香類

辛香類像是辣椒裡的**辣椒素**，可以幫助產熱並誘發新陳代謝，讓代謝力上升。還有薑的**薑烯酚**，也就是薑素的部分，能幫助產熱之外，也能抑制食慾。而胡椒中的**胡椒鹼**可以抑制脂肪的合成，這些都是很能幫助身體燃脂的好食材，但是也必須控制份量，以免有腸胃道灼熱的問題。

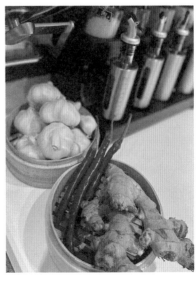

5 大燃燒系營養素，吃出超強代謝力！

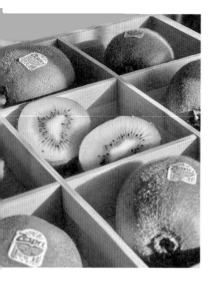

④ 維生素 C

在人體中維生素 C 的含量與燃燒脂肪的能力有關聯，還有大家最熟悉的幫助膠原蛋白合成。但若是營養不均衡、生活壓力大等因素，都有可能造成維生素 C 流失，這也就是為什麼會有「壓力胖」的名詞出現，有可能就是跟維生素 C 的抗壓性有關，或是荷爾蒙調節能力失調。

維生素 C 存在於**天然的蔬果**當中，水果像是芭樂、奇異果、柑橘類、檸檬等，都有豐富的維生素 C；蔬菜部分推薦大家吃彩椒、花椰菜等各式蔬菜，建議多方面平均攝取，除了維生素 C 也能攝取到膳食纖維、植化素等好的營養素喔！

⑤ 水溶性膳食纖維

我實在遇過太多臨床上因為缺乏纖維而卡卡不順的患者，這時水溶性膳食纖維就能解決便秘的問題，也可以排除血脂肪中的油脂，做到更好的代謝作用。那要如何才能攝取足夠的水溶性膳食纖維？其實水果蔬菜中都有豐富含量，像是綠色菜葉類、菇類、茄子、橘子、芭樂、蘋果等。

這些燃脂小技巧你都了解了嗎？其實不只要留意飲食習慣、運動習慣，以輕鬆的心情面對也很重要，不要給自己太大的壓力，日常飲食中可以多吃這 **5 大營養素**，除了幫助提升代謝量，飽足感也會比較持久。也可以在用餐前先喝 1 杯熱茶或 1 碗熱湯，幫助墊胃及緩解飢餓感，同時也減少攝取量。用餐時以菜為優先，再吃肉盤，最後再吃澱粉類，並且每日喝足夠的水份，每日至少 2000ml 的水，來幫助體內環保、排除代謝廢物，希望大家都能瘦出理想中的身材！

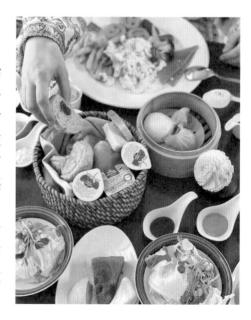

24 {你是哪種胖？圓滾滾肚子下，原來存在著 3 種脂肪！}

通常我們體重上升變胖時，最明顯最先看出來的地方就是我們的肚子，你是不是也常常低頭看著自己腫一圈的肚子，看了就很想掐掉它們！人會變胖的主要原因就是來自食物中的熱量，我們所攝取的食物會轉化爲身體的能量，當能量超過身體所需時，就會轉換成脂肪儲存起來。如果能量攝取與能量消耗長期不平衡，就會導致肥胖。換句話說，無法消耗、多出來的能量，體內的脂肪就會幫我們保存好，導致肥胖，而肚子是胖哪裡，原因也不同，你的肚子是哪一種呢？

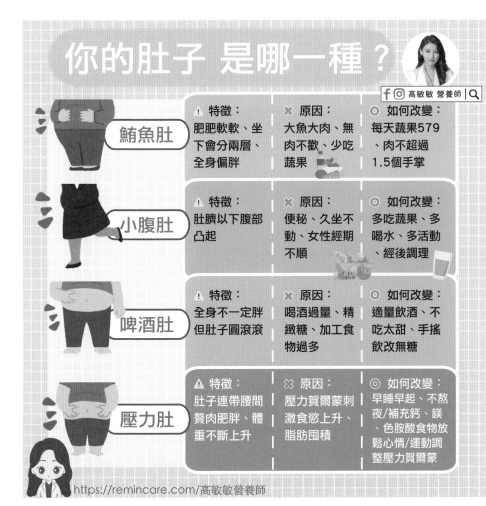

你的肚子 是哪一種？

f ⓘ 高敏敏 營養師 | Q

		! 特徵：	✖ 原因：	◎ 如何改變：
	鮪魚肚	肥肥軟軟、坐下會分兩層、全身偏胖	大魚大肉、無肉不歡、少吃蔬果	每天蔬果579、肉不超過1.5個手掌
	小腹肚	肚臍以下腹部凸起	便秘、久坐不動、女性經期不順	多吃蔬果、多喝水、多活動、經後調理
	啤酒肚	全身不一定胖但肚子圓滾滾	喝酒過量、精緻糖、加工食物過多	適量飲酒、不吃太甜、手搖飲改無糖
	壓力肚	肚子連帶腰間贅肉肥胖、體重不斷上升	壓力賀爾蒙刺激食慾上升、脂肪囤積	早睡早起、不熬夜/補充鈣、鎂、色胺酸食物放鬆心情/運動調整壓力賀爾蒙

https://remincare.com/高敏敏營養師

1 鮪魚肚

鮪魚肚的特徵是肥肥軟軟、坐下會分兩層、全身偏肉。通常造成這種肚型是因為每天總是大魚大肉、無肉不歡，蔬菜水果也攝取很少。建議有鮪魚肚的朋友每天**蔬果579**，肉的份量也控制在不超過1.5個手掌大小為主，改變飲食觀念對鮪魚肚族群來說很重要！

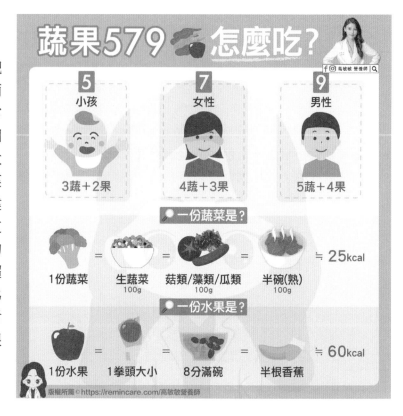

2 小腹肚

通常小腹肚比較常出現在女生身上，肚臍以下腹部凸起，尤其穿緊身裙會特別明顯！有可能是因為有便秘問題、或者常久坐不動、經期不順、愛喝冰的和吃冰等。建議女生們多吃蔬果、多喝水、多活動，並注重經期前中後的調理喔！

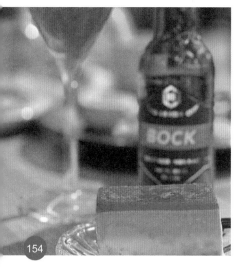

3 啤酒肚

這種肚型最特別，全身不一定胖，但肚子總是圓滾滾！尤其男生最明顯。如果常常喝酒過量、吃加工食物、飲食重口味，就有可能導致啤酒肚，提醒飲酒適量就好、不要吃太過於重鹹的食物、多吃食物原型，想喝飲料改無糖就好！

4 壓力肚

壓力肚故名思義，通常是**壓力荷爾蒙刺激**造成食慾上升、脂肪囤積等反應，但加上這種名字

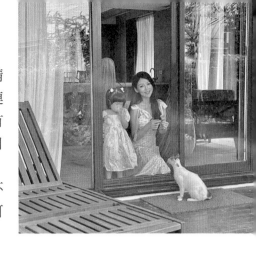

總讓人更壓力山大，當克制不了食慾跟心情時，就會使體重一直往上升，漸漸的，肚子連帶腰間贅肉就變成整圈脂肪肥胖。我會建議有壓力胖的人適時去渡個假放鬆心情吧！或假日給自己放空 48 小時，不過還是要早睡早起、不熬夜，適時補充**鈣、鎂、色胺酸食物**也很不錯喔！像是香蕉、海鮮、雞肉、乳製品等，可以幫助放鬆心情、調整壓力荷爾蒙。

我們都了解是食物中的熱量導致脂肪堆積，但你知道脂肪還有分**三種顏色**嗎？**棕色脂肪、米色脂肪、白色脂肪**。而大家平常真正想甩掉的脂肪其實是**白色脂肪**，顏色最深的棕色脂肪則能讓我們吃不胖、養成易瘦體質！那到底三色脂肪是什麼？功用上又有什麼差別呢？趕緊來看看比較表！

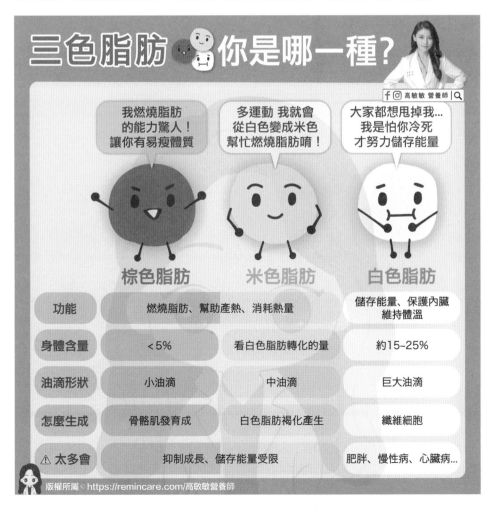

	棕色脂肪	米色脂肪	白色脂肪
功能	燃燒脂肪、幫助產熱、消耗熱量		儲存能量、保護內臟維持體溫
身體含量	<5%	看白色脂肪轉化的量	約15~25%
油滴形狀	小油滴	中油滴	巨大油滴
怎麼生成	骨骼肌發育成	白色脂肪褐化產生	纖維細胞
⚠ 太多會	抑制成長、儲存能量受限		肥胖、慢性病、心臟病...

你是哪種胖？圓滾滾肚子下，原來存在著 3 種脂肪！

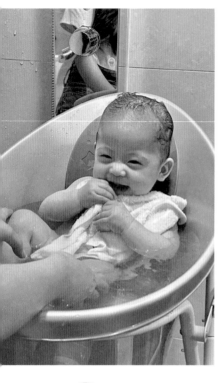

① 棕色脂肪

棕色脂肪含量低，在人體含量不到 5%，但它燃燒脂肪的能力非常驚人！也因此被稱為**「好的脂肪」**，可以讓我們較吃不胖、養成易瘦體質。

通常在鎖骨上、頸部以及脊柱中能找到它們的身影，而棕色脂肪的外觀是大量緻密的粒腺體，裡面具有大量活性熱生成素，也因為如此，棕色脂肪才成為身體裡**唯一可以燃燒脂肪的部位**，它擁有很強的產熱功能，並快速燃燒脂肪。當然，維持一定的量很重要，不是越多就越好，棕色脂肪如果太多，儲存能量就會受到限制，也可能抑制生長。通常寶寶身上的棕色脂肪會比大人多，因為寶寶的肌肉含量少，比較不能透過肌肉顫抖產生熱能，只好依靠棕色脂肪產熱來維持體溫。

② 米色脂肪

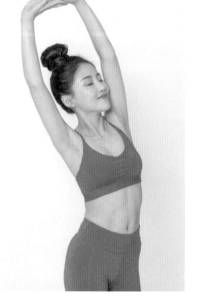

米色脂肪很特別，它是由大家討厭的白色脂肪褐變轉化而成，只要**「多運動」**或**「處於寒冷」**狀態就可以轉化，而它跟棕色脂肪類似，可以幫助燃燒，讓我們不用發抖就可以產熱，使身體保持溫暖。對很多哺乳類動物來說，之所能在野外冬眠渡過漫長寒冬而不被凍死，就是因為有棕色脂肪的幫助。米色脂肪與棕色脂肪一樣，它們的生熱作用都能消耗能量、調節體溫，防止我們變肥胖喔！

③ 白色脂肪

白色脂肪就是大家都想甩掉的！大多存在**「皮下和內臟」**，大約佔了身體含量的 15~25%，其實它是為了儲存能量而存在的，當身體經過消化吸收後，

多出來的能量就會儲存在白色脂肪細胞裡的「油滴」裡，可以說是**細胞備用的糧食庫**，在你需要熱量的時候，它就會製造給你。白色脂肪也能幫助保護內臟、維持體溫、調節各種生理功能，是身體必須的，但是太多就會造成肥胖、慢性病、高血壓、高血脂、心血管疾病、甚至癌症等，於是白色脂肪就變成人人喊打啦！

我們體脂肪的建議標準為：**成年男性**正常體脂肪率 17%～23%；**成年女性**正常體脂率 20%～27%，如果男生超過25%、女生超過 30% 就算肥胖囉！所以想要甩掉白色脂肪，其實真正要做的事是將它轉變為米色脂肪，那要如何促進棕色與米色脂肪燃燒？主要還是得靠運動，這時候自己的毅力就特別重要！

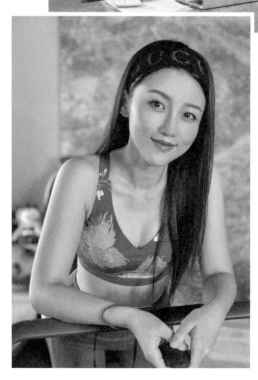

運動可以增加腎上腺素的刺激，使棕色脂肪產生生熱作用，以及白色脂肪的褐變，這兩個轉變都是使米色脂肪燃燒的能量。運動也會誘發**肌肉激素**的分泌，可以幫助棕色脂肪的代謝、**改善大腦中的瘦素和胰島素信號**，瘦素也就是一種維持生理平衡的能量激素，可以促進人體脂肪燃燒分解，這些都能讓白色脂肪形成褐變。另外在比較寒冷的情況下，棕色和米色脂肪也會開始燃燒，因為身體的自然顫抖刺激了骨骼肌釋放許多內分泌因子，所以增強了脂肪的活性。

有沒有發現？其實白色脂肪也沒有想像中可惡，脂肪的產生也只是正常的生理現象。說白一些，造成白色脂肪的堆積，還是在於有沒有確實做到營養均衡、正常作息，畢竟維持健康的狀態是很重要的。現在開始想甩掉脂肪的同時也請記得它們的好喔！也希望大家的肚子都能越來越平坦，擁有滿意的 S 曲線！

你是哪種胖？圓滾滾肚子下，原來存在著 3 種脂肪！

25 { 減肥期間還是可以吃的零食和垃圾食物！}

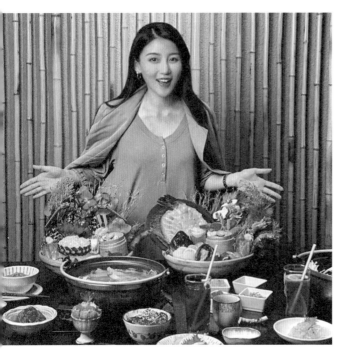

你身邊有人正在減肥嗎？還是說你正在執行減肥？減肥期間很多人都對美食非常害怕、但又抵擋不了它的誘惑！台灣是美食天堂，到處都有美食的存在，不論是高級餐廳8盎司的牛排、滿街的火鍋及燒烤、巷口的炸臭豆腐、平價美食鹹酥雞、甚至只是便利商店的微波食品和滷味，總之就是琳瑯滿目的美食在我們周圍環繞，你要說你抵擋得了它們的誘惑，我都不太相信，因為連我自己都是**吃貨營養師**了，而且**我全家都是吃貨！**

還有，這個時代實在太方便了，手機一按、電話一撥，美食就會自動送上門來。種種陷阱都在阻止你走向瘦身的道路，老實說減肥期間要耐住飢餓感的確是不簡單的事，也有很多人問我：「營養師，減肥期間到底可以吃什麼？」、「我真的耐不住飢餓感，有沒有吃了不會胖的零食？」

很多人會將吃和變胖畫上等號，因此都不太敢多吃，更別說是吃零食了！但其實會不會胖是要看你怎麼吃！而且也跟什麼時候吃東西沒有太大的關聯，是跟我們一天所攝取的總熱量相關，例如雞排一份600大卡，你晚上吃是這個熱量、白天吃也是，並不會因為是白天吃就比較不容易胖，所以減重期間你只要控制一天的總攝取量，就可以安心吃、肥胖也不會找上門！

每個人每天建議攝取的熱量都不同，要自己去算 BMI 值，也建議每餐

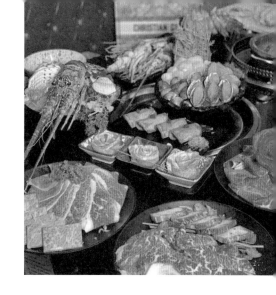

都吃 8 分飽即可。而選擇正確的食物也是關鍵之一，可以選擇熱量不高但是有飽足感的食物，並以原型為主，盡量少加工食品、炸物、精緻糖、重鹹、重口味。如果你問我，你真的很想吃垃圾食物可以嗎？我會跟你說還是少吃為妙，但如果真的受不了、想解饞，建議你可以**在垃圾食物中找出健康的吃法！**

1 夜市美食

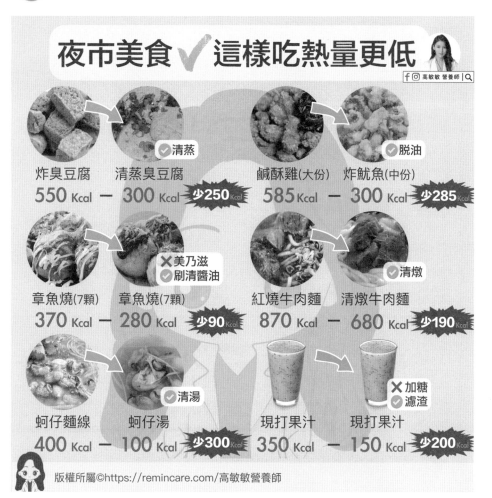

夜市美食 ✓ 這樣吃熱量更低

f ⓘ 高敏敏 營養師 🔍

✓清蒸

炸臭豆腐　清蒸臭豆腐
550 Kcal － 300 Kcal　**少250**Kcal

✓脫油

鹹酥雞(大份)　炸魷魚(中份)
585 Kcal － 300 Kcal　**少285**Kcal

✗美乃滋
✓刷清醬油

章魚燒(7顆)　章魚燒(7顆)
370 Kcal － 280 Kcal　**少90**Kcal

✓清燉

紅燒牛肉麵　清燉牛肉麵
870 Kcal － 680 Kcal　**少190**

✓清湯

蚵仔麵線　蚵仔湯
400 Kcal － 100 Kcal　**少300**

✗加糖
✓濾渣

現打果汁　現打果汁
350 Kcal － 150 Kcal　**少200**Kcal

版權所屬©https://remincare.com/高敏敏營養師

減肥期間還是可以吃的零食和垃圾食物！

夜市美食怎麼吃比較好？首先是大家都很喜歡的**炸豆腐**，如果把它換一個烹調方式，像是改成清蒸豆腐，它的熱量可以降低到 250 大卡，其實也是蠻多的！**章魚燒**如果不加美乃滋，也可以有效減少快 100 大卡，也同時減少了不少脂肪的攝取。**牛肉麵及蚵仔麵線**的湯底也會影響熱量高低，建議選清蒸和清湯為主。而喜歡**喝現打果汁**的朋友，建議以無糖為主，過多的精緻糖都是導致肥胖的元兇。

有沒有？其實只要一些簡單的小動作，就可以減少許多不必要的熱量、油脂、鈉含量被吃下肚，以大原則來說就是盡量**不油炸、脫油、不加醬汁**；飲料部分則可以選蔬果汁為主，因為**升糖更低**，也建議**不加糖、不濾渣**，才能吃到豐富纖維，負擔也更少。

鹹酥雞 熱量排行榜

f ⓘ 高敏敏 營養師

*每一份	品項	油炸前 Before	⚠ 油炸後 After
蔬菜類	杏鮑菇	35 Kcal	175 Kcal
	四季豆	26 Kcal	130 Kcal
	玉米筍	26 Kcal	130 Kcal
	青椒	24 Kcal	120 Kcal
澱粉類	米血糕	230 Kcal	345 Kcal
	糯米腸	215 Kcal	325 Kcal
	銀絲卷	212 Kcal	320 Kcal
加工品	百頁豆腐	360 Kcal	540 Kcal
	甜不辣	175 Kcal	350 Kcal
肉類	雞排	210 Kcal	630 Kcal
	鹹酥雞	150 Kcal	525 Kcal
	雞三節翅	92 Kcal	320 Kcal

◎以上為每一份之估值，每份商品依實際提供為準，營養資訊數值誤差範圍±20%。
版權所屬 ◎ https://remincare.com/高敏敏營養師

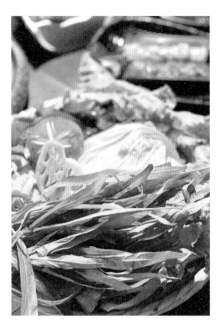

再來是大家很愛的**鹹酥雞**。不要再說女生化妝前後很嚇人了，鹹酥雞大概比素顏還可怕！油炸前後熱量最高居然可以**相差 5 倍**！

很多人會認為點鹹酥雞攤的蔬菜會比較健康，但其實**蔬菜就是陷阱**之一，因為含水量高的關係，在炸的過程中油脂反而容易取代水份，讓原本只有 20 幾卡的蔬菜瞬間吸油、熱量暴增多倍！像是杏鮑菇、四季豆、玉米筍、青椒的確是比較健康沒錯，他們油炸前大約只有 25 大卡，但是油炸之後熱量會直接翻 5 倍，1 份幾乎都會破 100 大卡。

再來，澱粉類 (碳水化合物) 的食物，油炸前後可以差到 **1.5 倍**，簡單來說就會變成澱粉＋油脂呀！其他加工食品像**百頁豆腐**幾乎一整個都是油，因為製作的時候就是用大豆蛋白再加油脂、澱粉去調和，再整個拿去炸，**是營養師眼中最 NG 的食材**！而鹹酥雞的油會吸的比雞排還要多，因為它接觸的面積比較大。

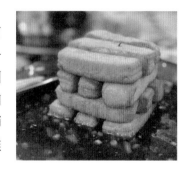

雖然鹹酥雞每樣食材炸過後，熱量都會飆升，但還是教你幾個小撇步，讓你嘴饞的時候不那麼罪惡！

鹹酥雞點餐小撇步

1 選的時候可以以炸魷魚或花枝代替鹹酥雞，減少攝取熱量。

2 去皮吃，如果捨不得去皮，吃之前也可以準備吸油廚房紙巾按壓一下，你會發現可以按出很多意想不到的油量！

3 九層塔也是陷阱之一，建議能不加就不要加，因為九層塔真的非常吸油，會讓整袋鹹酥雞的熱量上升飆高！

減肥期間還是可以吃的零食和垃圾食物！

② 火鍋

鹹酥雞之外，大家也很喜歡吃火鍋，別說你們喜歡了，我自己都超愛！而且我認為不只冬天，夏天只要有冷氣，也是一個適合吃鍋的季節，但是吃火鍋到底要怎麼吃才能比較不怕胖呢？

有沒有注意到蔬菜鍋跟麻辣鍋的熱量就可以**相差到 1400 大卡**？換句話說，其實你只要在湯底的選擇上以乾淨的蔬菜鍋、昆布鍋為主，並搭配烏醋、醬油、蔥、薑、蒜當作配料，提升它的美味，甚至也可以什麼都不加，享用原味。也可以搭配冬粉、烏龍麵、蒟蒻絲，再選擇低脂海鮮，這樣不但是滿滿豐富的一頓餐，也是少負擔、營養均衡的火鍋了！

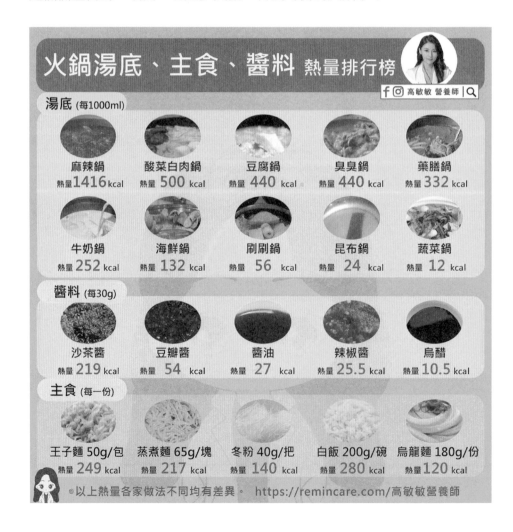

火鍋湯底、主食、醬料 熱量排行榜

f ⓘ 高敏敏 營養師 Q

湯底 (每1000ml)

麻辣鍋	酸菜白肉鍋	豆腐鍋	臭臭鍋	藥膳鍋
熱量1416kcal	熱量500 kcal	熱量440 kcal	熱量440 kcal	熱量332 kcal
牛奶鍋	海鮮鍋	刷刷鍋	昆布鍋	蔬菜鍋
熱量252 kcal	熱量132 kcal	熱量56 kcal	熱量24 kcal	熱量12 kcal

醬料 (每30g)

沙茶醬	豆瓣醬	醬油	辣椒醬	烏醋
熱量219 kcal	熱量54 kcal	熱量27 kcal	熱量25.5 kcal	熱量10.5 kcal

主食 (每一份)

王子麵 50g/包	蒸煮麵 65g/塊	冬粉 40g/把	白飯 200g/碗	烏龍麵 180g/份
熱量249 kcal	熱量217 kcal	熱量140 kcal	熱量280 kcal	熱量120 kcal

◎以上熱量各家做法不同均有差異。 https://remincare.com/高敏敏營養師

3　減肥可以安心吃

再來是大家最關心的，減肥、健身的時候，到底有哪一些食物可以選擇呢？**零食跟甜點可以吃嗎？**下面是我推薦可以安心吃的 **14 種解饞食物！**

⋮⋮⋯ 1 地瓜

地瓜雖然是屬於澱粉類，但是只要控制好攝取量，或是跟當餐澱粉類做代換，那麼地瓜是非常好的零食之一。不同種顏色的地瓜營養素也不同，像是紅肉地瓜富含維生素 A 和維生素 C，維生素 A 可以幫助鞏固眼睛、皮膚、黏膜健康；維生素 C 調解免疫力、增加膠原蛋白的增生、幫助抗氧化。而冰心地瓜又富含抗性澱粉，可降低 G I 值，讓我們的腸道順暢。

⋮⋮⋯ 2 無糖茶

喜歡手搖飲料的朋友可以選擇無糖茶，基本上無糖的茶類就是 0 卡。以綠茶來說，裡面的兒茶素還能幫助抗氧化，如果平常白開水喝膩了，來杯綠茶很不錯喔！

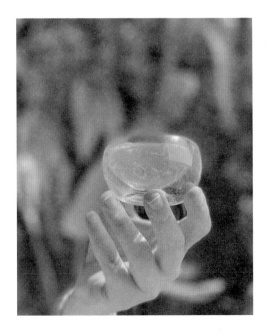

如果真的想喝有甜味的，建議微糖即可，不要加餡料，或是加了餡料就不要加糖，因為餡料本身就含有很多蜜糖了。衛福部也建議每日精製糖攝取量不超過整天總熱量的 10%，可以的話最好控制在 5% 以下，假設每日攝取 2000 大卡，那麼糖攝取應低於 200 大卡，更可以控制在大約 25~50g 的量。其實隨便一杯市售全糖手搖飲料糖都會超標，所以大家真的要斟酌一下。

3 愛玉、仙草

愛玉及仙草的熱量極低，以 100g 爲例，原味的愛玉只有 1 大卡，卽使是加了檸檬的愛玉，也只有 52 大卡。而每 100g 的仙草爲 18 大卡左右，是非常好的零食選擇，當成飯後甜點或嘴饞吃也不會有太大的負擔，很推薦炎炎夏日來上一碗，不過還是建議以無糖或微糖爲優先選擇，畢竟加了糖熱量也會升高，也失去了原本低卡的意義。

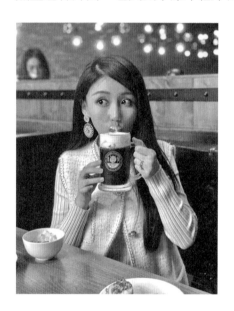

4 啤酒

很多人都認爲啤酒熱量高，但我還是那句話：「就看你怎麼喝囉！」每天可以喝多少酒呢？若以小罐 330ml 的一般啤酒來計算，成年女性每天不可喝超過 1 罐，男生則不能超過 2 罐，畢竟過量還是會造成脂肪囤積、體重上升，建議可以跟家人朋友共享 1 瓶，倒進杯子乾杯一下吧！

5 堅果

堅果裡的不飽和脂肪酸，可以幫助心血管健康；礦物質鎂具有放鬆心情、舒緩情緒的作用；維生素 E 則可以滋潤皮膚、頭髮，只要小小一粒就能顧到！但是市售一小包的堅果通常都會超過 100 大卡，所以建議一次吃半包比較剛好。

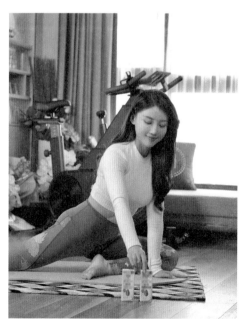

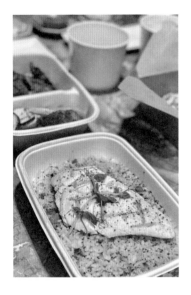

⁞⁞⁞· 6 雞胸肉

雞胸肉一直是現代人的**減脂聖品**,它的低脂、低熱量、高蛋白很適合增肌減脂的運動人士,像我每週都一定跳 TABATA、做瑜伽,然後運動完就會來一片雞胸肉,裡面的優質蛋白質有助於組織的修復,這也是我一直提醒大家,運動鍛鍊也別忘了補充蛋白質的原因,是不可缺少的好夥伴。不過如果醃漬成不同口味,熱量就有差別、鈉含量也會提升!加上如果正在執行健身減脂,過鹹可能會導致水腫情形更嚴重,所以滿足味蕾的同時,也別忽略到營養及健康了!

⁞⁞⁞· 7 大麥棒

大麥棒是屬於**全穀雜糧類**食物,裡面的膳食纖維跟維生素除了幫助黏膜維持健康,腸道順暢代謝也會變更好。像我有時運動完就會吃 1 根回復體力,如果是深夜嘴饞的朋友,來一根負擔也不會太重喔!

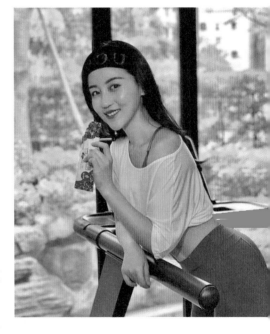

很多人會問:「市面上常見的營養棒、能量棒、燕麥棒等,跟大麥棒是一樣的東西嗎?」大家要有個觀念,大麥棒或燕麥棒,它們都是屬於富含膳食纖維的**澱粉類食品**,而營養棒、能量棒主要是以短時間內補充**身體較多的能量**為訴求,適合運動前後吃,多半也都有添加很多糖份高的果乾,所以這個能量可能是熱量,也可能是蛋白質、碳水化合物,如果你不想變胖的話,一定要翻過來看成份標示的熱量和糖份是多少?

如果想要增肌減脂的人則要特別看一下蛋白質含量,**7 公克的蛋白質**就是1 份肉的含量;而脂肪是越少越好、成份是越簡單越好,添加物不要太多,這道理就像吃原型食物比較健康的意思一樣,如果你只是想吃一點零嘴解饞的話,建議還是吃大麥棒就好。

8 無糖優酪乳

優酪乳的好處眞的是說不完！除了嘴饞之外也建議天天飲用，每天補一點好菌之外，也補充乳製品的鈣質跟好的蛋白質、強健免疫細胞功能，畢竟好菌的定殖是很重要的！

9 冰淇淋

減肥可以吃冰淇淋？沒錯！市售有很多低卡的冰淇淋，以 1 桶來說，一般冰淇淋可能高達 1200 大卡甚至以上的熱量，但是很多低卡的冰淇淋卻不到 300 大卡，所以推薦愛吃冰淇淋的你，下次多注意一下營養標示吧！

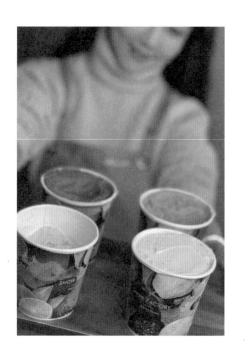

10 毛豆

毛豆也是屬於優質的蛋白質喔！一大碗才 60 大卡左右，不過要小心不要選擇到黑胡椒或其他重鹹口味，除了經過調味後熱量攀升，鈉含量也會達到 1500mg 左右，甚至更高，這已經超過一天能攝取的量一半以上了。

11 大番茄

大番茄與小番茄不同，它是屬於**蔬菜類**，除了美味多汁、熱量低，而且只要 1 顆就是 1 份蔬菜的量，是非常好的點心選擇。有時候我整天在外面工作，比較沒有空閒時間吃飯，就會帶著 1 顆，餓了就直接啃，眞的很方便又美味！

大番茄裡面也富含維生素 A、β-胡蘿蔔素，對於眼睛及抗氧化都很有幫助，還有豐富的礦物質鉀，更可以維持心肌、神經系統的平衡，只是限鉀的腎友們就要控制攝取量了。

12 玉米筍

玉米筍的熱量極低！滿滿一碗不到 30 大卡，還有豐富的維生素、植化素、膳食纖維，除了帶給身體營養，也不用擔心變胖！

13 海苔

這邊是指市售常見一盒一盒的那種海苔，它的熱量低，唯一要注意的就是鈉含量，平常吃一盒解嘴饞很不錯，像我假日休息時就會一邊吃海苔、一邊配毛豆或玉米筍追劇，是我滿常會做的事，而且一口接一口很涮嘴，負擔也非常低！

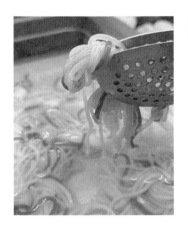

14 蒟蒻絲

我真的超愛蒟蒻絲！因為熱量超低、份量卻很多，像我最常拿來煮蔬菜湯，或加進濃湯餐裡面，吃完會非常有飽足感！不過要小心不要選擇到**蒟蒻乾**，市售有很多蒟蒻乾為了增加口感，常會用砂糖、醬油等醬料下去調味，與原本蒟蒻的熱量最高可以相差到 **18 倍以上**，所以提醒大家還是要多注意營養標示。

看完上面 14 種可以安心吃的減肥零嘴，有沒有發現即便是減重期間，還是有很多零食可以選擇，再加上吃零食還可以增加營養素的攝取，這樣一舉兩得的事，你不認為很棒嗎？其實最大的重點就是看你怎麼吃、吃什麼，畢竟我們一天可以攝取的熱量有限，所以在有限的熱量中吃得健康又幸福，是人人都必須學習的課題喔。

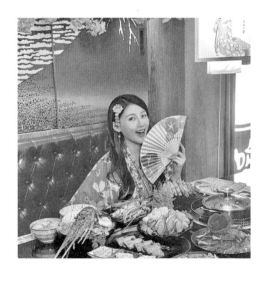

減肥期間還是可以吃的零食和垃圾食物！

167

26 { 營養師的宵夜攻略 }
15 種低卡宵夜可以安心吃喔！

雖然我是營養師，非常注重營養均衡、控制體重不發胖一直是我遵守的原則，但偶爾還是有那麼幾天工作忙完回家後，才發現一整天下來沒吃什麼東西，深夜才在肚子餓！有時是假日夜晚沒有睡意，就在沙發上當顆馬鈴薯追劇，到了深夜特別想吃宵夜。

吃宵夜 🍴 你選哪一個？

f Ⓞ 高敏敏 營養師 🔍

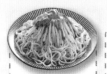

涼麵（大份）
653kcal
含鈉 1109mg

鹹酥雞（大份）
585kcal
含鈉 828mg

大腸包小腸（一份）
582kcal
含鈉 810mg

泡麵（一碗）
576kcal
含鈉 2189mg

炸臭豆腐
（一份含泡菜）
530kcal
含鈉 2300mg

小籠包（一籠8顆）
440kcal
含鈉 480mg

大腸麵線（一碗）
415kcal
含鈉 989mg

章魚燒（6顆）
318kcal
含鈉 450mg

生煎包（一顆）
108kcal
含鈉 264mg

綜合堅果
（10g）一小小把
65.6kcal
含鈉 0.4mg

◎以上熱量為估算值，各家做法份量不同均有差異。
https://remincare.com/高敏敏營養師

沒錯，即使是注重身材的營養師也是凡人啊！相信你一定也有類似的經驗吧，萬惡的宵夜時光總是阻止不了飢餓感，很多人會擔心：「吃宵夜一定會胖死吧？」其實未必喔，**要看你吃的是什麼！**

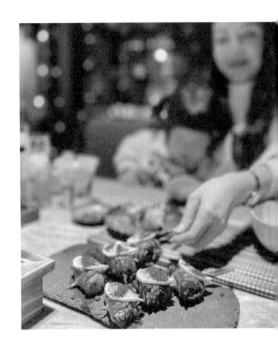

　　大多數的人心中的宵夜**第一名不是鹹酥雞就是泡麵**，也覺得吃下這些還能不胖嗎？其實你絕對要避開的、熱量最高的反而不是它們，**是涼麵！** 大家都覺得涼麵看起來很清爽順口啊，怎麼可能比鹽酥雞還邪惡呢？但其實它一盤就有 **653 大卡**的熱量！鈉更是高達 1109 毫克，直接榮登「**宵夜熱量王**」！

　　根據衛福部建議，一般人一天最多攝取 2400mg 的鈉含量，如果說你一天下來已經吃了不少食物，快睡覺前又享用這一盤高鈉涼麵，對身體的負擔真的會很大！至於為什麼它熱量會這麼高？主要是因為涼麵是「**麻醬＋油麵**」的組合，畢竟一大盤吸附醬汁的油麵，這熱量及油脂自然會提升！以一湯匙 15 公克的麻醬來看，熱量就有 96 大卡、100 公克的油麵，熱量也高達 359 大卡。

　　第二名是大家喜愛的鹹酥雞，鹹酥雞不用說，熱量高、油脂多，因為油炸相當於外層鋪了一層厚厚的油，加上還有麵粉裹附，整個就是爆卡來源啊！有人會說：「那我點蔬菜呢？」千萬不要認為點蔬菜就比較健康，蔬菜含水量豐富，在炸的過程中油脂會取代水分，讓原本只有幾卡的蔬菜瞬間熱量提升好幾倍！

　　而鹹酥雞的**醬料也是大魔王之一**，裡面除了油脂也充滿糖份、鹽份，大家最愛的九層塔在油炸過程也會吸收不少油，所以說同樣一份食材會因為料理方式不同而形成很大的差異，看來還是偶爾解解饞就好。

　　再來，**泡麵**也是大家宵夜首選之一，因為方便又簡單烹調，但泡麵總給人不健康的印象，但其實吃泡麵是有訣竅的！

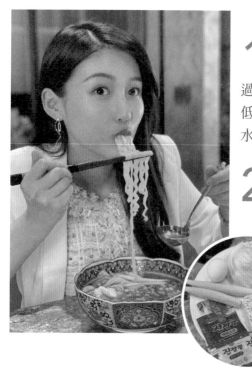

1 煮的時候可以**分別下鍋 2 次**，第一次將麵涮一下就可以將湯倒掉，因為煮過的湯裡都有很多麵體的油，這樣可以降低部分油脂的吸收，倒掉之後再加入新的水重煮。

2 打顆蛋、加蔬菜一起煮，補充優質蛋白質及膳食纖維，讓營養素更均衡，也不會讓身體處於**發炎狀態**，降低了自己寶貴的免疫力！如果你是經常用泡麵取代一餐的人，更要這麼做。而擔心**水腫、血壓高**的人，建議可以將醬料包少放一點，降低鈉含量，加上市售泡麵調味已經很足夠了，加一半還是很夠味。如果怕變胖或血脂高、有心血管疾病的人，油包可以選擇不放或放一半就好；另外也不要覺得怕浪費就把湯喝光，因為這都是鈉的來源啊！

大家最愛的還有**炸臭豆腐**，金黃酥脆的臭豆腐塞入泡菜、淋上辣椒醬一起吃真的太過癮！但它們的熱量不僅高達 530 大卡，鈉更是直接飆破一天的攝取量！隔天水腫直接冒出 2kg！再來別看**小籠包**看似口味清淡，它熱量可是有 440 大卡，如果天天當宵夜吃，會胖也是再正常不過的事了。

其實**想吃宵夜又不想變胖**是有方法的，只要把每天吃下的熱量都稍微超過基礎代謝率即可。如果真的餓了，**就吃熱量小於基礎代謝率 10% 的食物，或小於 100 大卡**。基礎代謝率怎麼算呢？

男生 BMR	**女生 BMR**
66 ＋ (13.7× 體重 (公斤)) ＋ (5.0× 身高 (公分)) － (6.8× 年齡)	655 ＋ (9.6× 體重 (公斤)) ＋ (1.8× 身高 (公分)) － (4.7× 年齡)

有點難懂嗎？沒關係，畢竟數學的東西總是要花點時間，我們以 50 公斤、165 公分、28 歲的女生為範例來計算，她的基礎代謝率就是：655 ＋（9.6×50）＋（1.8×165）－（4.7×28）=655 ＋ 480 ＋ 297 – 131.6 =**1300.4 大卡**，所以她能選擇 **100 ～ 130 大卡以下**（代謝率 10%）的宵夜。

那麼我比較推薦的**低卡宵夜**有些什麼選擇呢？下面這 15 樣是比較可以放心吃的，想要解嘴饞又不想發胖的人可以參考喔！但我還是建議大家少吃宵夜，畢竟好的飲食習慣是跟著你一輩子的，真的要吃就從這些低卡飲品和零嘴來挑選吧！

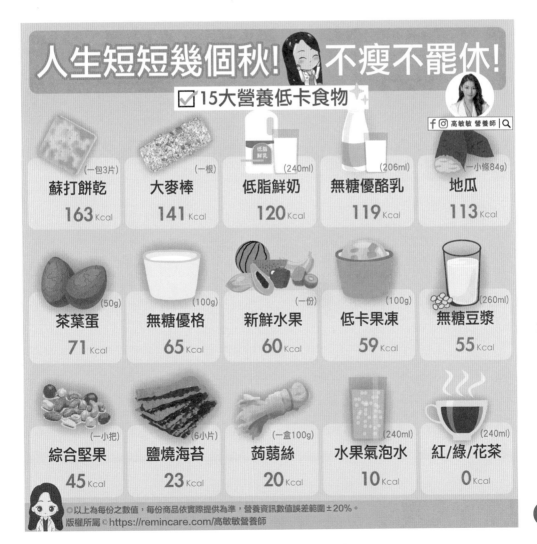

人生短短幾個秋！不瘦不罷休！

☑15大營養低卡食物

f ⓘ 高敏敏 營養師 Q

(一包3片) **蘇打餅乾** **163** Kcal	(一根) **大麥棒** **141** Kcal	(240ml) **低脂鮮奶** **120** Kcal	(206ml) **無糖優酪乳** **119** Kcal	(一小條84g) **地瓜** **113** Kcal
(50g) **茶葉蛋** **71** Kcal	(100g) **無糖優格** **65** Kcal	(一份) **新鮮水果** **60** Kcal	(100g) **低卡果凍** **59** Kcal	(260ml) **無糖豆漿** **55** Kcal
(一小把) **綜合堅果** **45** Kcal	(6小片) **鹽燒海苔** **23** Kcal	(一盒100g) **蒟蒻絲** **20** Kcal	(240ml) **水果氣泡水** **10** Kcal	(240ml) **紅/綠/花茶** **0** Kcal

◎以上為每份之數值，每份商品依實際提供為準，營養資訊數值誤差範圍±20%。

15 種低卡宵夜可以安心吃喔！

1 大麥棒
一根 | 141 kcal

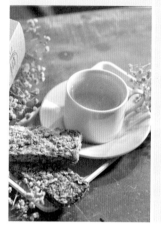

大麥棒也含有豐富膳食纖維，**抗性澱粉**更可以穩定飯後血糖、促進腸道健康。很多人會問：「市面上常見的營養棒、能量棒、燕麥棒等，跟大麥棒是一樣的東西嗎？」

大家要有個觀念，大麥棒或燕麥棒，它們都是屬於富含膳食纖維的澱粉類食品，而營養棒、能量棒主要是以短時間內補充身體**較多的能量**為訴求，適合運動前後吃，多半也都有添加很多糖份高的果乾，所以這個能量可能是熱量，也可能是蛋白質、碳水化合物，如果你不想變胖的話，一定要翻過來看成分標示的熱量和糖分是多少？如果想要增肌減脂的人則要特別看一下蛋白質含量，**7 公克的蛋白質**就是一份肉的含量；而脂肪是越少越好、成份是越簡單越好，添加物不要太多，這道理就像吃原型食物比較健康的意思一樣，如果你只是想吃一點零嘴解饞的話，建議還是吃大麥棒就好。

2 蘇打餅乾
一包 3片 | 163kcal

蘇打餅的油份、糖份比一般零食少很多，其中的鹹味和乾燥更可以平緩胃酸分泌。

3 低脂鮮奶
一杯 240ml | 120kcal

每日早晚一杯鮮奶，剛好可補充一天所需鈣質的一半。

4 無糖優酪乳
一瓶 206ml | 119kcal

優酪乳除了熱量低、富含鈣質，其中大部分的乳糖也被轉變成乳酸，可以幫助舒緩消化道不適，酸性環境也有助於身體吸收營養，益生菌同時能幫助平衡腸道菌相。

5 地瓜
一小條 84g | 113kcal

地瓜的膳食纖維可以幫助排便超順暢；維他命 C 有助於抗氧化、調整免疫力，還可以幫助膠原蛋白增生；維他命 A 則可以保護眼睛、皮膚和黏膜。

6 茶葉蛋
一顆 | 約 71kcal

雞蛋本身就是優質蛋白質來源，而茶葉蛋有助增加飽足感，只是茶葉蛋常常都在鍋子裡泡很久，**維生素 B 群等營養都會流失**，且顏色越深，鈉含量越高，所以較不建議高血壓、心血管疾病及腎臟病患者常吃。

7 **無糖優格**
一小杯 100g | 65 kcal

優格營養價值與牛奶相當，同時也是良好的鈣質與蛋白質來源，與優酪乳一樣，其中的益生菌可平衡腸道菌相。

8 **新鮮水果**
一份 | 約 60 kcal

一次一個拳頭大或碗裝 8 分滿，大約就是「一份水果」的份量。

9 **低卡果凍**
100g | 59kcal

建議可以吃用真正的水果所製成的果凍，美味之外也保有原本的維生素及礦物質，只要不要添加太多糖，果凍是很健康的低卡零食喔！

10 **無糖豆漿**
一杯 260ml | 55kcal

豆漿屬於蛋白質類，跟吃肉、吃豆腐一樣的意思，除了富含鈣質及蛋白質外，豆漿也含有大豆異黃酮，可以預防多種慢性疾病。

11 **綜合堅果**
一小把 | 45kcal

選擇堅果的朋友要特別注意，市售小包裝的堅果熱量有時會高達 200 大卡以上，加上堅果屬於**油脂類**，因此建議在未限制原本飲食中脂肪攝取量的狀態下，每天堅果攝取不要超過 **10 公克**，可以用指尖捏一小把，就是一次的量。另外也要提醒，患有腎臟等相關疾病的朋友，要遵照醫囑，有些是不能碰堅果的喔。

12 **鹽燒海苔**
6 小片 | 23 kcal

海苔中有維生素 A 及豐富的礦物質，其中的 Omega-3 也能降低發炎反應、心血管疾病的風險，加上熱量低，也是我最喜歡的宵夜之一，一片接一片真的很涮嘴啊！

13 **蒟蒻絲**
一盒 100g | 20kcal

蒟蒻絲的熱量非常低，膳食纖維則非常高，不管搭配什麼食材，或者當作麵條食用都非常入味！

14 **水果氣泡水**
一杯 | 10kcal

我知道很多人不愛喝白開水，那就改用氣泡水代替吧！如果再加入些水果片，更能補充豐富的膳食纖維和維生素喔！

15 **無糖茶**
0kcal

適量的茶可以幫助消化、控制血脂及血糖、防癌。建議喝未經任何調味或加料的茶，因為加料及加糖都會使熱量有所提升，同時也失去低卡的意義了！

15 種低卡宵夜可以安心吃喔！

27 {你以為這沒什麼 其實會害你減肥破功！}

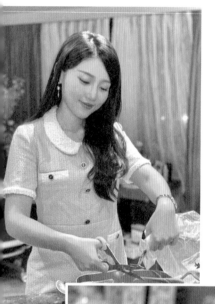

減肥幾乎是全民運動了，除了達到好看的身材，還有為了身體的健康，但有時候我們嘗試了各種減肥法、斷食法，卻還是瘦不下來，真的很奇怪！這是因為不是你方法錯誤，而是你踩到**減肥地雷**了！

減肥地雷到處都有，像許多食物體積小、看起來熱量也不高，吃了好像也無害，但卻是**減肥的隱形殺手**！我們常常就是因為這些錯誤的認知、對食物特性的無知，害我們掉入怎樣都瘦不下來的惡性循環中！如果你想要早點減肥成功，趕緊來看看這些隱藏的**地雷食物和 NG 行為**，你誤踩了幾個？

地雷食物 1 水果

很多人都說他們**減肥期間只吃水果**，我在臨床上也遇過不少想減肥的學生，每天都只吃水果餐，或是聽信各種減肥法：像是香蕉減肥法、蘋果減肥法，讓他們認為水果很健康，就一直狂吃！

其實應該這樣說，水果確實很健康，因為富含各種維生素、植化素等，但份量的控制非常重要，是正確吃水果最大的重點！尤其是**果乾**，它們的**熱量密度很高**，因為製作時除了烘乾脫水之外，也添加了不少糖份去增加口感，相對的就降低了水果的營養價值，尤其是水溶性的維生素 C、B 群等。

所以最好的水果攝取量為每天吃 2~4 份水果即可，一份大約是 60kcal，約是一個拳頭大小，或是切一切放進一般飯碗中八分滿的份量，**2~4 份就是約 2~4 碗的量**。總結來說不要用單一食物的減肥方式，提醒大家每天營養都要從好

的澱粉及適量的水果中平均分配，而不是全部都吃水果，加上水果中含有果糖、葡萄糖等，如果單一攝取，糖份會過高，保證減不下來！

地雷食物 2 果汁、蔬果汁

還記得有一次去演講被問到：「營養師，一天蔬果要吃到579，那是不是去便利商店拿一瓶果汁比較快？」**千萬不要喲！**其實你只要翻到瓶身後面看看營養標示，就會發現很多果汁裡面都含有大約8~10顆的方糖，甚至更多！加上果汁的膳食纖維含量很少，因為可能會有沈澱、分層的問題，讓賣相及口感變差，導致業者時常將膳食纖維過濾掉再販售，所以說果汁真的能達到蔬果579嗎？恐怕要深思一下了。

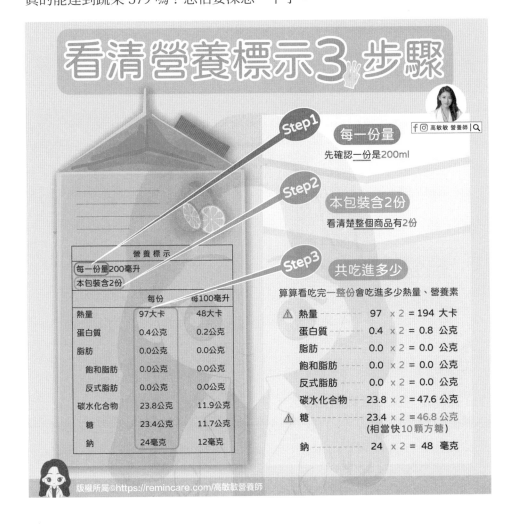

看清營養標示3步驟

f ⓘ 高敏敏 營養師 🔍

Step1 每一份量
先確認一份是200ml

Step2 本包裝含2份
看清楚整個商品有2份

Step3 共吃進多少
算算看吃完一整份會吃進多少熱量、營養素

營養標示		
每一份量200毫升		
本包裝含2份		
	每份	每100毫升
熱量	97大卡	48大卡
蛋白質	0.4公克	0.2公克
脂肪	0.0公克	0.0公克
飽和脂肪	0.0公克	0.0公克
反式脂肪	0.0公克	0.0公克
碳水化合物	23.8公克	11.9公克
糖	23.4公克	11.7公克
鈉	24毫克	12毫克

⚠ 熱量 ──────── 97 × 2 = 194 大卡
蛋白質 ──────── 0.4 × 2 = 0.8 公克
脂肪 ──────── 0.0 × 2 = 0.0 公克
飽和脂肪 ──── 0.0 × 2 = 0.0 公克
反式脂肪 ──── 0.0 × 2 = 0.0 公克
碳水化合物 ── 23.8 × 2 = 47.6 公克
⚠ 糖 ──────── 23.4 × 2 = 46.8 公克
（相當快10顆方糖）
鈉 ──────── 24 × 2 = 48 毫克

你以為這沒什麼，其實會害你減肥破功！

但很多人也跟我分享，他真的好愛喝蔬果汁，可是每次聽到蔬果汁的「毛病」，又不敢下手了。其實愛喝果汁的人，自製蔬果汁是很好的選擇，除了健康之外也很衛生，你自己可以選擇少加糖或不加糖、不濾掉膳食纖維，像我就是一個很愛自己打蔬果汁的人，雖說我是營養專家，但有時候忙碌一天下來，也難免會忽略要營養均衡，當我發現整天的蔬果量攝取不足時，我就會來一杯「**營養師的拿鐵**」，利用蔬果昔來補足一天所需要的膳食纖維，自己把關也比較安心，做法也非常簡單。

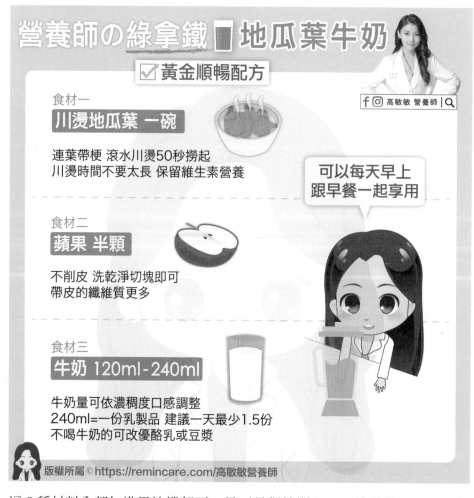

這3種材料全部加進果汁機即可，是不是很簡單？而且地瓜葉是最平凡但營養價值很高的蔬菜，每 100 克就有 3.3 克的膳食纖維、維生素 A 高達 5960IU、β- 胡蘿蔔素 3523ug、維生素 C 26.8mg、葉酸 69.9 ug，營養價值非常豐富多元。

食材：

1. **川燙地瓜葉 1 碗**

   連葉帶梗，滾水川燙 50 秒撈起，川燙時間不要太長，保留維生素營養。

2. **蘋果半顆**

   不削皮，洗乾淨切塊、去核即可，帶皮的纖維質更多。

3. **牛奶 120ml~240ml**

   牛奶量可依濃稠度口感調整，240ml 約 1 份乳製品，建議一天最少攝取 1.5 份，不敢喝牛奶的人可以改成優酪乳或豆漿。

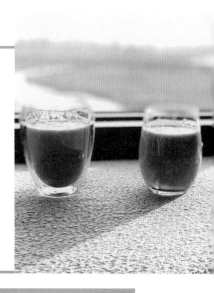

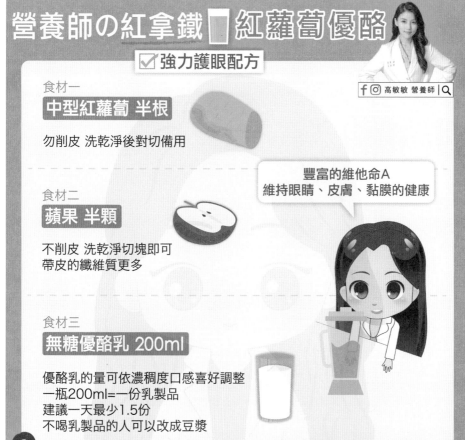

營養師の紅拿鐵 紅蘿蔔優酪

☑ **強力護眼配方**

f ⊙ 高敏敏 營養師 Q

食材一

中型紅蘿蔔 半根

勿削皮 洗乾淨後對切備用

豐富的維他命A
維持眼睛、皮膚、黏膜的健康

食材二

蘋果 半顆

不削皮 洗乾淨切塊即可
帶皮的纖維質更多

食材三

無糖優酪乳 200ml

優酪乳的量可依濃稠度口感喜好調整
一瓶200ml=一份乳製品
建議一天最少1.5份
不喝乳製品的人可以改成豆漿

你以為這沒什麼，其實會害你減肥破功！

紅蘿蔔的維生素A與β胡蘿蔔素可以緩解眼睛疲勞和酸澀、預防夜盲症等，如果你不愛吃紅蘿蔔，不妨試著打一杯喝看看，也可以達到保護靈魂之窗的功效喔！

:::: 營養師的拿鐵 2 －紅蘿蔔優酪飲

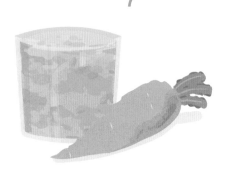

食材：

1. **中型紅蘿蔔半根**
   勿削皮 洗乾淨後對切備用。

2. **蘋果半顆**
   不削皮，洗乾淨切塊、去核即可，帶皮的纖維質更多。

3. **無糖優酪乳 200ml**
   優酪乳的量可依濃稠度口感喜好調整，一瓶200ml 約是 1 份乳製品，建議一天最少攝取1.5 份，不喝乳製品的人可以改成豆漿。

地雷食物 3 生菜沙拉

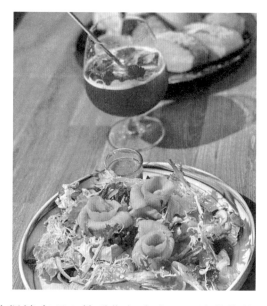

在很多人眼中生菜沙拉是健康、低熱量的減肥優選之一，但是很多人常常忽略了，沙拉的醬料是一個很大的地雷！一份生菜沙拉中，如果裡面都是生菜、蔬菜、水果，可能熱量不到 50kcal，但是醬料一淋上去，熱量就跟著攀升！以 100g 來說，沙拉醬就有644kcal、千島醬 514kcal、凱薩醬 335kcal、看似最無害的和風醬也有 128kcal，所以吃沙拉真的很健康嗎？就看你怎麼吃了，除非你什麼醬都不加，不然如果想健康的吃沙拉，建議可以在家自己做，淋點油醋醬或橄欖油跟檸檬汁一起搭配就好了。

4 堅果

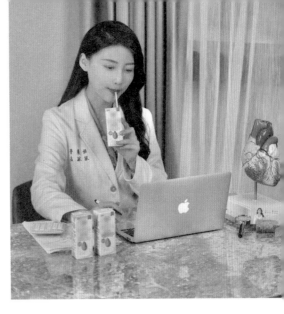

「營養師,你常說每天都要吃堅果,現在又說是地雷?」是的,吃過量絕對是減肥地雷,我建議一天 1 份堅果來取代生活中的部分油脂,而 **1 份堅果 = 45kcal = 1 份好油脂**。而且堅果含有不飽和脂肪酸,能幫助心血管健康;礦物質鎂使心情放鬆、舒緩情緒;維生素 E 則滋潤皮膚和頭髮,簡單來說就是小小一粒,**全身都顧到!**

但堅果雖然營養、屬於好油,不過因為熱量高的關係,常有人為了顧及營養就一直吃,導致體重增加,所以控制份量真的很重要,像我平常是飯後會來一小把的綜合堅果,我最近還迷上夏威夷果,過年時最愛的就是嗑開心果,記得一天一小把而已,不要抱著罐子猛吃喔。

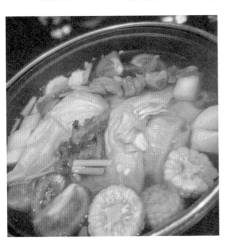

5 水煮料理

很多人因為想減肥、擔心熱量攝取過多,餐餐皆換成水煮料理,但其實人是需要油脂的,如果天天都吃水煮料理,可能會導致油脂攝取不足,加上很多油脂性的營養,像是維他命 A、D、E、K,都是需要透過油脂才能更好吸收,它們也分別會給身體帶來很多功能,比方說:

維生素 A:幫助維持眼睛及黏膜的健康。
維生素 D:維持骨骼的健康,同時也幫助了體內鈣質的吸收。
維生素 E:與免疫功能及生殖能力息息相關。
維生素 K:維持身體的凝血功能。

還有現代人常常滑手機、用 3C,低頭族非常重要的**葉黃素、玉米黃素**也都是脂溶性營養素,要透過油脂加強吸收,所以提醒大家不論是挑選食材還是烹飪手法,不要一味追求低熱量,注意營養素及均衡飲食才是關鍵。

你以為這沒什麼,其實會害你減肥破功!

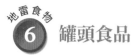

6 罐頭食品

罐頭食品方便又垂手可得，是很多人的最愛，也常聽到有人覺得蔬菜罐頭很健康，可是市售的幼筍罐頭也有將近 500 大卡的熱量，以及 1500 毫克的鈉含量！甜味罐頭也不能疏忽，很多水果罐頭就含有較高糖份，並且是以液體吸收到人體之中，使血糖攀升，像是鳳梨罐頭的含糖量就有 43.2g，所以真的要多注意選擇及份量。

7 蒟蒻

蒟蒻常給人熱量低的健康印象，但因為蒟蒻本身幾乎無味，所以經常透過加工和調味後做成蒟蒻乾，而加工後有了大量的醬油、糖、香料，導致鈉含量明顯提升，除了**熱量高出將近 18 倍**之外，過多的鈉也可能造成腎臟負擔及水腫等情形。

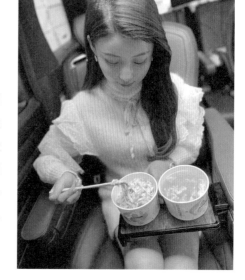

減肥的 NG 行為　別以為少量多餐就會瘦！

減肥的重點是**均衡飲食及食物品質**，而不是在於**少量**，如果吃了一個高熱量的東西，就覺得少量多餐就能瘦，那你就大錯特錯囉！一天只吃一餐也是相同的道理，即使吃得少卻高熱量，還是不容易瘦下來。加上少量多餐會導致胰島素偏高，而**胰島素就是造成脂肪囤積的元凶**！建議避免大魚大肉或都不吃，只要適量及正確攝取，身體自然會維持健康，還能達到減重的效果。

　　上面這些隱藏的地雷食物及 NG 行為你都知道了嗎？就像我一開始說的，有時不是你減重方式錯誤，是踩到這些地雷了！也提醒大家不要認為控制熱量就好，**吃什麼、怎麼吃才是重點**，並且記得以原型食物為主，除了補充更完整的營養素，更容易維持飽足感喔！

28 {吃貨營養師獨家超飽、超激瘦 「625 種早餐公式」大公開!}

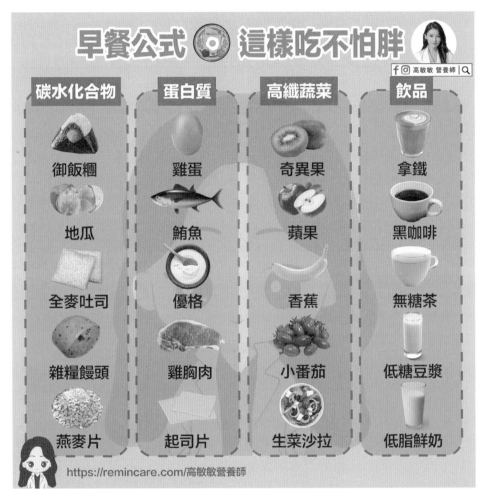

早餐公式 這樣吃不怕胖

f ⊙ 高敏敏 營養師 Q

碳水化合物	蛋白質	高纖蔬菜	飲品
御飯糰	雞蛋	奇異果	拿鐵
地瓜	鮪魚	蘋果	黑咖啡
全麥吐司	優格	香蕉	無糖茶
雜糧饅頭	雞胸肉	小番茄	低糖豆漿
燕麥片	起司片	生菜沙拉	低脂鮮奶

https://remincare.com/高敏敏營養師

　　忙碌的一天從美味的早餐開始，除了能讓人充滿活力，心情也能保持愉悅，但早餐不知道要吃什麼才健康又不怕胖嗎？我這次幫大家整理了早餐公式，**625 種搭配任你選**，這樣吃一整年輪著吃也吃不完，重點是搭配很健康不怕胖喔！

　　我自己的早餐吃法也是按照祕技來吃：如果今天想買外食當早餐，就會到超商購買**「鮪魚蔬菜御飯糰＋優格＋香蕉＋黑咖啡」**，這樣一來有碳

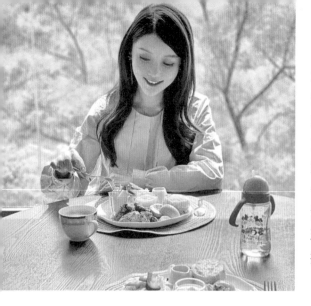

水化合物、優質蛋白質以及水果，還有幫助提神、增加代謝的黑咖啡，飽足好吃之餘又吃得均衡健康，早上工作也會更有精神、效率變好；優格則攝取到大家常忽略的乳製品；水果的膳食纖維讓一早就很順暢。若是在家我會用**燕麥片泡牛奶**，加上 **1 顆雞蛋**，並搭配家中現有的水果，這樣膳食纖維和鈣質都能攝取足夠。

之前也遇過一個減重患者，可以坐在早餐店裡面點餐超過 5 次，蛋餅、漢堡、蔥抓餅、雞塊、薯餅、大冰奶全部來一輪，熱量直接爆表！也養成了肥胖身材。其實這些都是導致肥胖的 NG 地雷食物，長期攝取對身體來說真的很負擔。吃對早餐可以能讓你一天充滿活力，做事更有效率，健康也更加分，希望大家都能依照**早餐公式**配搭出心得喔！

早餐公式 1 碳水化合物

碳水化合物可轉化為運作所需的葡萄糖作為能量，讓腦部清晰、工作效率提升。

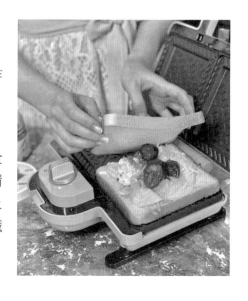

而通常碳水化合物可分為精製、非精緻，選擇時建議以未精製、纖維保留較多的全穀雜糧類為主，少攝取**過度去除纖維**的精緻澱粉食物，除了沒有營養價值外，加上經過加工處理，自然就流失許多天然的纖維。精緻澱粉食物像是：白米飯、白麵包、白吐司、麵條、米粉、湯圓等。

但是適量的碳水化合物還是很重要喔！不但能增加飽足感、延緩血糖上升、幫助減重，也能促進腸道健康、預防大腸癌、降低心血管疾病、糖尿病等。推薦可吃：地瓜、雜糧饅頭、燕麥片、全麥土司，或是便利商店方便取得的藜麥御飯糰。另外，超商都有的**玉米罐頭**也很不錯，一般人常有個迷思，認為罐頭充滿添加物，其實罐頭是因為高溫殺菌和真空封存才能擺放比較長久，基本上營

不營養還是要看內容物成分，以玉米粒罐頭來說，營養成分與新鮮玉米相差不大，具有豐富的類胡蘿蔔素，加上經過適當的高溫的製作，**更能讓人體吸收**喔！

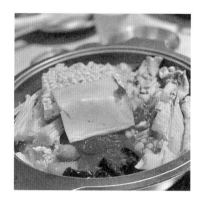

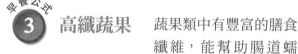

早餐公式 ② 蛋白質

優質蛋白質則補充肌肉及活動所需，爲一天活力的開始，選擇上建議以原型食物爲主，少加工食物，如肉鬆、火腿、培根、炸物，它們除了高熱量、高鈉含量，長期吃對健康也是負擔。推薦可吃：雞蛋、鮪魚、優格、雞胸肉、起司片，蛋也是優質蛋白質的良好來源。

早餐公式 ③ 高纖蔬果

蔬果類中有豐富的膳食纖維，能幫助腸道蠕動、清除體內堆積廢物，讓一早開啓體內的順暢環保。而各種不同顏色的蔬果有不同的**植化素及維生素**，來幫助身體抗氧化，比方說：

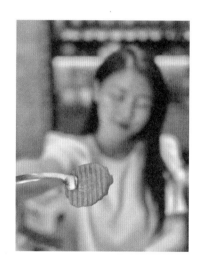

1 紅色蔬果

紅蘿蔔、紅甜椒等，裡面有豐富的茄紅素、槲皮素、花青素，可以降低罹癌風險、強化心血管及黏膜組織。

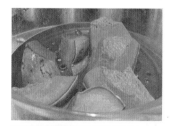

2 橘黃色蔬果

南瓜、玉米、地瓜等，富含胡蘿蔔素、玉米黃素、類黃酮素，幫助維持視力、提高免疫。

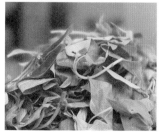

3 綠色蔬果

富含葉酸、吲哚等，可以降低罹癌風，葉酸對於備孕、懷孕的準媽咪們來說也是非常重要的營養素喔！

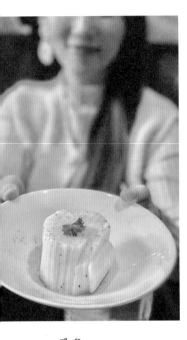

4 紫色蔬果

海藻類、黑木耳、紫甘藍、香菇、茄子、葡萄、藍莓、黑棗含有類黃酮素、花青素，除了降低罹癌風險，也能強化泌尿系統、避免泌尿道感染、養顏美容抗老化。

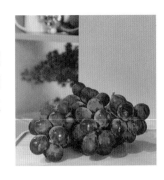

5 白色蔬果

白花椰菜、包心菜、白蘿蔔、洋蔥、美白菇、山藥、杏仁、香蕉、水梨、柚子，富含多酚類、含硫化物、微量元素硒，可以強化心血管、降低膽固醇、提高新陳代謝，讓好的代謝力就從早晨開始。推薦可吃當季新鮮的蔬果，如生菜沙拉、奇異果、蘋果、香蕉、小番茄等。

早餐公式 4 飲品　　一般人到早餐店都會選擇大冰奶，但奶茶的成分通常是奶精而不是鮮奶，而奶精則是**滿滿的油加一大堆精緻糖**。以一杯 500ml 大冰奶來說，就含有高達 30g 的糖加 15g 的油脂，熱量逼近 300 大卡以上，除了熱量高之外，高油脂更是不健康！建議大家選擇無糖茶、無糖豆漿、鮮奶、優酪乳等為主，因為衛福部建議每日都必須攝取 1.5~2 杯乳製品、鈣質攝取量要達到 1000mg。

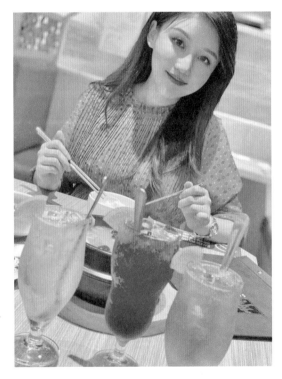

若喜歡喝咖啡的人，衛福部建議每人每日咖啡因攝取量不超過 300mg，也就是大約 2 杯拿鐵或 1 杯黑咖啡的咖啡因含量。建議可以以黑咖啡、拿鐵為主，少選擇摩卡、焦糖瑪奇朵等熱量及含糖量高的飲品。推薦可喝：拿鐵、黑咖啡、無糖茶、低糖豆漿、低脂鮮奶。

吃貨營養師獨家超飽、超激瘦「625 種早餐公式」大公開！

如果以後吃早餐不知道怎麼吃最均衡健康，就搭配上面我幫大家整理的**懶人包表格秘笈**吧！從每一類裡面挑 1 種來吃，比方說「**御飯糰 + 優格 + 蘋果 + 拿鐵**」是一種，是不是非常有飽足感？而且很均衡！也少了高油、高鹽、高糖，一整天的高效率就從早餐開始！

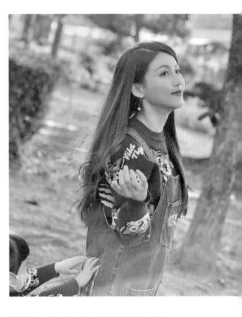

不過也要小提醒大家，地瓜的選擇約是**中型**大小，食量不大的人可以挑選小一點的，裡面的膳食纖維能幫助一早順暢；選擇全麥土司時，薄的 2 片、厚的或鮮奶吐司 1 片即可，有攝取澱粉腦袋才有能量；水果、蔬菜則可以當

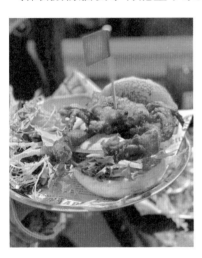

午餐前墊胃的點心來吃；飲品少選擇大冰奶，以黑咖啡、無糖茶及無糖乳製品為主，除了可以補充每日鈣質，適量的咖啡因也能幫助燃燒脂肪，增加新陳代謝率、提升耐力。

如果偶而想稍微破戒，像是吃早餐店的蔥抓餅、卡啦雞腿堡，配個大冰奶等高熱量早餐，也建議可以**多搭配蔬菜**讓飲食更均衡，飯後再來個可幫助消化的**水果**，像是奇異果、鳳梨、木瓜等，都有**酵素幫助蛋白質消化**，這樣也比較沒有罪惡感。

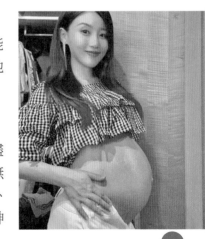

那**孕媽咪**的早餐又該如何挑選？在懷孕初期可能會有孕吐，早餐就可以選**全穀雜糧類**，裡頭含有維他命 B6，可以減緩孕吐的感覺，或是少量多餐的食用，盡量吃食物原型，少加工製品，讓媽咪們養胎不養肉！

相信還有不少朋友早上太早起床常勞累，這時盡量少選擇甜食，像是果醬麵包或甜甜圈，飲料擇選無糖就好，因為甜食會使血糖值飆升，讓你更昏沉想睡、更疲倦，依照我的早餐公式去做選擇能盡快提振精神和一天活力！

29 { 專業營養師教你 5 分鐘 一次搞懂「限時斷食」！ }

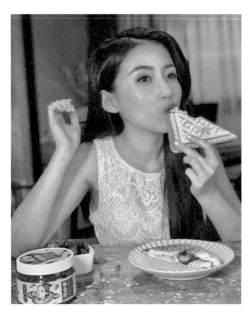

之前國內外都掀起了一波 **168 間歇性斷食**風潮，至今仍然很風行，168 間歇性斷食是指將食物集中於一天的 **8 小時內**進食完畢，即可達到瘦身效果！但其實不單只有要注意斷食時間，還有許多關於 168 的迷思，該怎麼做才能正確實施斷食法又兼顧營養？這次來講講關於 168 斷食的做法及注意事項，為大家一一解惑。

首先，必須先了解什麼是**限時斷食法**，是指透過時間的限制，將食物集中在一天中的幾小時內吃完，讓空腹的時間變長、有利脂肪燃燒，而最熱門的 168 斷食法是指把一天 24 小時分成 2 個階段，其中 **8 小時可以進食**，剩下的 **16 小時不能進食**，假設中午 12 點吃第一餐，那麼中午 12 點～晚上 8 點是可以進食的，晚上 8 點之後就不可以再吃東西了。

也就是說，從起床睜開眼睛吃了第一口有熱量的東西、喝了有熱量飲品的那一剎那，168 的時間就開始計算了。進食時身體為**儲存能量模式**；斷食時身體則進入**分解模式**，讓空腹的時間變長、有利脂肪燃燒，也讓平常大魚大肉的外食習慣能有休息的時間、不再增加腸胃負擔。

那麼斷食期間該怎麼吃，才能瘦身兼顧營養呢？照著下面這張表吃就對了！我已經幫大家分好了 6 大類食物，跟每一次可以吃的份量，秉持著這樣吃的原則，把自己的餐盤都塞滿吧！

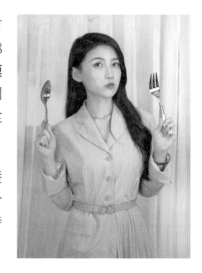

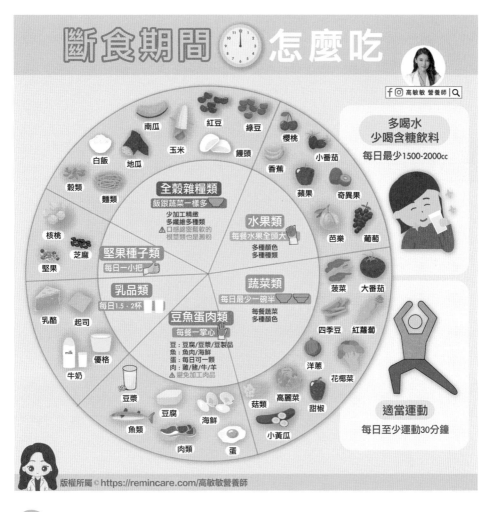

斷食期間 🕙 怎麼吃

f ⓘ 高敏敏 營養師 🔍

多喝水
少喝含糖飲料
每日最少1500-2000cc

全穀雜糧類
飯跟蔬菜一樣多
少加工精緻
多纖維多種類
⚠ 口感綿密鬆軟的
根莖類也是澱粉

水果類
每餐水果全頭大
多種顏色
多種種類

堅果種子類
每日一小把 👍

蔬菜類
每日最少一碗半
每餐蔬菜
多種顏色

乳品類
每日1.5 - 2杯

豆魚蛋肉類
每餐一掌心
豆：豆腐/豆漿/豆製品
魚：魚肉/海鮮
蛋：每日可一顆
肉：雞/豬/牛/羊
⚠ 避免加工肉品

適當運動
每日至少運動30分鐘

南瓜 紅豆 綠豆 櫻桃
玉米 饅頭 小番茄
白飯 地瓜 香蕉
穀類 麵類 蘋果 奇異果
核桃 芭樂 葡萄
芝麻 菠菜 大番茄
堅果 四季豆 紅蘿蔔
乳酪 起司 洋蔥
牛奶 優格 花椰菜
豆漿 菇類 高麗菜 甜椒
豆腐 海鮮 小黃瓜
魚類 肉類 蛋

版權所屬 © https://remincare.com/高敏敏營養師

① 全穀雜糧類

也就是你平常吃的白米、白麵條，可以換成有膳食纖維的澱粉，像是綠豆、紅豆、全麥饅頭、吐司、麵包、玉米、南瓜、地瓜、糙米飯、蕎麥麵、穀類等。以少加工並多纖維、多種類的為主，要特別注意**口感綿密鬆軟的根莖類也是屬於澱粉**，所以吃過量還是會胖喔！

② 豆魚蛋肉類

這類也就是我們常說的蛋白質，建議大家選擇原型的、避免加工，像是豆製品、豆漿、魚類、低脂的肉類、海鮮類、蛋類、乳製品等奶類，乳製品在這時候也是可以攝取的；而豆魚蛋肉類的份量是每餐 1 個掌心大小。

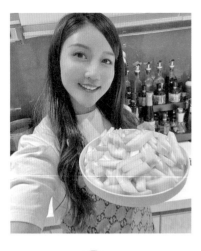

③ 蔬菜類

大家都會以為綠色的菜才叫蔬菜，其實不只是綠色的菜，像是**瓜類、菇類、藻類**也都是蔬菜喔！瓜類像是大黃瓜、小黃瓜、胡瓜、絲瓜；菇類像是金針菇、香菇、蘑菇、杏苞菇；藻類像是海帶、海藻，它們都是蔬菜喔！建議每餐都要吃到菜，各種顏色都要吃，一天最少 1 碗半~2 碗。

④ 水果類

水果富含膳食纖維和維他命，像是櫻桃、小番茄、蘋果、奇異果、芭樂、葡萄等。各式顏色、各種類的水果都要吃，份量是一個拳頭大小，或切一切放進普通飯碗裡，約 8 分滿。

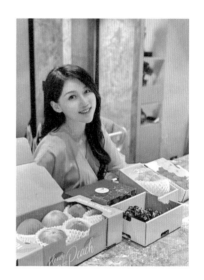

⑤ 乳品類

乳品類可以補充鈣質，像是牛奶、優格、起司、乳酪，份量每日 1.5~2 杯。建議可以早晚喝 1 杯牛奶，剩下從起司、乳酪等補充喔！

⑥ 堅果種子類

堅果富含維生素和礦物質，可以幫助抗氧化，像是綜合堅果、核桃、芝麻等。份量大約是 1 小把，可以伸出你的大拇指比看看。

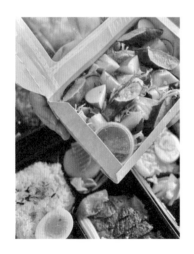

上面的食物選擇，即使是外食族也能吃得健康、營養均衡，另外建議每日最少攝取 1500~2000cc 的水份，以及運動 30 分鐘。而不管是 168 或是後面會介紹的其他斷食法，最特別的地方在於它有一個完整時間軸，以 168 來說，就是 16 小時不吃東西、8 小時進食，巧妙的運用長時間不攝取食物，來增加身體燃燒與代謝脂肪的時間，比起特地規劃重訓和辛苦的節食，這樣的斷食法對於一般人來說更好上手，也難怪從國外爆紅到台灣。

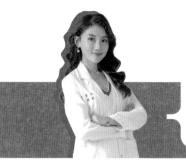

168 太難？
從**輕斷食**入門吧！

　　但是對於剛入門斷食的減重者來說，168 太嚴格、過於煎熬，很多人容易中途放棄，我會建議從較無壓力的 **1410、1212 輕斷食**入門吧！而 **168、1410、1212 這三種斷食法**最大的差別在於進食時間與斷食時間的不同，建議大家可以循序漸進來執行，實際斷食時間可依自己生活作息做調整，以起床後吃下的第一口有熱量食物即開始做計算，請注意，斷食時間也包含了睡眠時間喔，我推薦的時間為**早上 9:00~ 下午 17:00 進食期，下午 17:00~隔日上午 9:00 斷食**。接下來就一一跟大家介紹它們的差別吧！

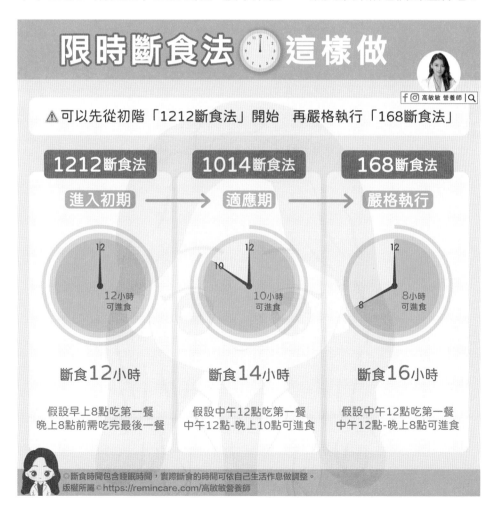

斷食法到底在紅什麼？專業營養師教你 5 分鐘一次搞懂「限時斷食」！

一天之中，**16 小時斷食、8 小時進食**。假設中午 12 點吃第一餐，晚上 8 點後就不能再吃東西。

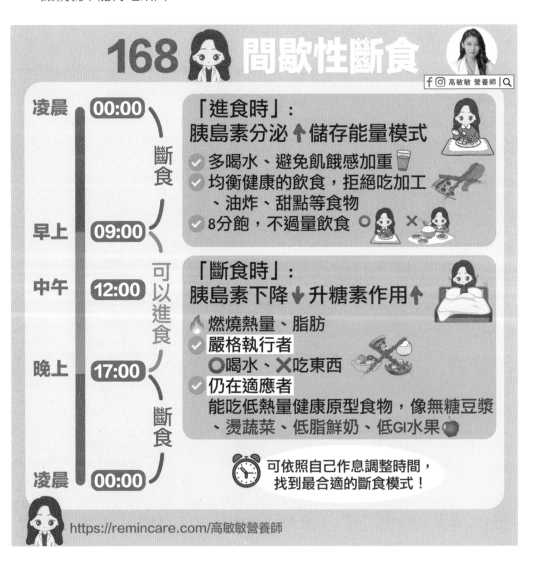

一天之中，**14 小時斷食、10 小時進食**。假設中午 12 點吃第一餐，晚上 10 點後就不能再吃東西。

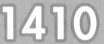

1410 輕斷食法

🕐 一天24小時＝<u>14小時斷食＋10小時進食</u>　f ⭕ 高敏敏 營養師 🔍

凌晨	早上	晚上	凌晨
00:00	10:00	20:00	00:00

↘ 斷食 🥤☕ ↗　　可以進食 🍴　↗ 斷食 🥤☕ ↘

進食時

胰島素分泌↑
儲存能量模式

☑ 多喝水、避免飢餓感

☑ 均衡健康的飲食

☑ 少吃加工油炸、甜點

☑ 8分飽，不過量飲食

斷食時

胰島素下降↓
升糖素作用↑

🔥 燃燒熱量、脂肪

⚠ 嚴格執行者<u>可喝水勿進食</u>

☑ 仍在適應者能吃低熱量原型食物：<u>無糖豆漿、燙蔬菜、低脂鮮奶、低GI水果</u>

 可依照自己作息調整時間，找到最合適的斷食模式！
版權所屬 https://remincare.com/高敏敏營養師

斷食法到底在紅什麼？專業營養師教你5分鐘一次搞懂「限時斷食」！

一天之中，**12 小時斷食、12 小時進食**，假設上午 8 點吃第一餐，晚上 8 點後就不能再吃東西。

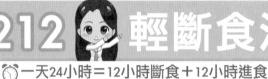

1212 輕斷食法

f ⓘ 高敏敏 營養師 | Q

⏰ 一天24小時＝12小時斷食＋12小時進食

凌晨	早上	晚上	凌晨
00:00	**08:00**	**20:00**	**00:00**

斷食 ☕ 可以進食 🍴 斷食 ☕

進食時

胰島素分泌↑
儲存能量模式

☑ 多喝水、避免飢餓感

☑ 均衡健康的飲食

☑ 少吃加工油炸、甜點

☑ 8分飽，不過量飲食

斷食時

胰島素下降↓
升糖素作用↑

🔥 燃燒熱量、脂肪

⚠ 嚴格執行者可喝水勿進食

☑ 仍在適應者能吃低熱量原型食物：無糖豆漿、燙蔬菜、低脂鮮奶、低GI水果

 ©可依照自己作息調整時間，找到最合適的斷食模式！
版權所屬 © https://remincare.com/高敏敏營養師

假設一開始就挑戰 168 斷食法，對於剛起步的實施者可能太過於艱難，建議可以實施循序漸進的斷食法，先從較爲簡單的 1212 斷食法開始實施，習慣後進而到適應期實施 1410 斷食法，最後再嚴格執行 168 斷食法。

3 種斷食法比較起來，168 斷食更能有效使脂肪燃燒，但也較爲困難及嚴苛；1410、1212 斷食雖然沒有比 168 有更明顯或快速的效果，不過較容易執行，很適合剛開始斷食的朋友。但不論你執行哪一種斷食法，還是必須堅持 4 大秘訣：**不能亂吃、餐餐控制 7、8 分飽、多喝水、選擇自己容易執行的時間。**

斷食法的重點你都知道了嗎？其實只要掌握好秘訣、循序漸進執行，斷食法的好處會超越你的想像，不妨從今天開始規劃屬於自己的斷食方式吧！

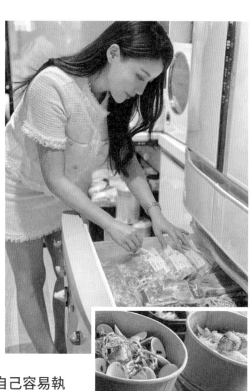

30 {為什麼別人斷食瘦回「少女時代」, 我卻反而變胖?!}

營養師 救命!

看到很多人用 168 斷食法瘦身成功,讓你也想跟風嘗試嗎?在急著湊熱鬧之前要先看懂門道啊!臨床上 168 最常遇到失敗的原因是:以為只要**注意斷食時間**即可,但有很多細節是大家常常忽略的!到底要怎麼執行才正確呢?奉上 168 間歇性斷食法的「**執行 4 大秘訣**」和「**為什麼你瘦不下來?**」來看看你沒瘦反而變胖是哪裡出錯了?

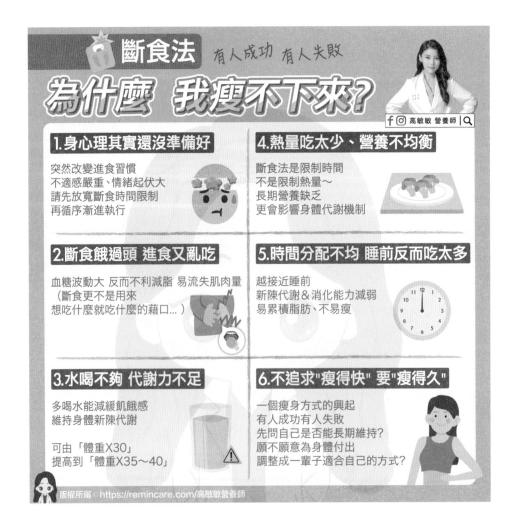

斷食法 有人成功 有人失敗

為什麼 我瘦不下來?

f ⓘ 高敏敏 營養師 Q

1.身心理其實還沒準備好
突然改變進食習慣
不適感嚴重、情緒起伏大
請先放寬斷食時間限制
再循序漸進執行

2.斷食餓過頭 進食又亂吃
血糖波動大 反而不利減脂 易流失肌肉量
(斷食更不是用來
想吃什麼就吃什麼的藉口...)

3.水喝不夠 代謝力不足
多喝水能減緩飢餓感
維持身體新陳代謝
可由「體重X30」
提高到「體重X35~40」 ⚠

4.熱量吃太少、營養不均衡
斷食法是限制時間
不是限制熱量～
長期營養缺乏
更會影響身體代謝機制

5.時間分配不均 睡前反而吃太多
越接近睡前
新陳代謝&消化能力減弱
易累積脂肪、不易瘦

6.不追求"瘦得快" 要"瘦得久"
一個瘦身方式的興起
有人成功有人失敗
先問自己是否能長期維持?
願不願意為身體付出
調整成一輩子適合自己的方式?

版權所屬 © https://remincare.com/高敏敏營養師

1 不是無限制亂吃

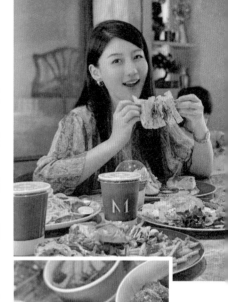

除了遵守斷食時間，攝取內容也很重要，這是能否成功的關鍵之一！進食時要選對的食物，千萬**不能亂吃、不能亂吃、不能亂吃！**（因為很重要所以說 3 次）！常有人跟我說：「營養師，我斷食期間只喝水，為什麼還是沒有瘦？」一問之下才發現對方進食時，麻辣鍋、炸雞、甜點、手搖飲料竟然全部各來 1 份！如果以為可以這樣大吃特吃，那你就大錯特錯了！

食物上的選擇不正確，即便是高效率的斷食法也無法減肥成功喔，選擇食物的時候要以健康及不油膩為主，拒絕高糖、高油、加工食品，選擇蒸煮滷烤的天然食物，例如將炸排骨便當改為滷雞腿便當。而禁食時，除了水、無糖的茶之外，最好任何食物都不要吃、任何含有熱量的食物及飲品皆不能攝取。

2 餐餐 7、8 分飽就好

注意攝取內容的同時也必須注意攝取量！ 168 斷食法每天都會有 8 小時的時間是可以進食的，而這 8 小時的熱量控制很重要，吃東西時 8 分飽就好了，不要吃到撐、吃到全飽，會增加身體的消化負擔。

越接近晚上的休息時間，攝取的份量也該慢慢減低、減少囤積，可以多吃蔬菜、水果、多喝水。雖說斷食法飲食只是縮短了進食時間，總量不一定要改變，但千萬不要有補償心態，覺得一天只吃二餐就多吃些，把原本三餐的份量塞進二餐中，暴食狂吃只會讓**肥肉長好長滿**喔！

3 水份足夠很重要，否則容易嘴饞

一定要記得多喝水！有時候「覺得餓」可能是**水份攝取不足**，多喝水可以幫助降低飢餓感、幫助代謝。其實很多食物裡也都含有水份，都可以算在每日的喝水量中。一般人每天的飲水量為**體重 (kg)X 水量 (30~40ml)**，建議實施斷食法期間可以提高至**體重 (kg) X 水量 (40~45ml)**。

4 選擇自己容易執行的時間

很多人有的共同疑問是：一定要那麼嚴格嗎？其實 168 斷食法會如此困難，主要原因是斷食期間有 16 小時不能吃，多數人剛開始實施時常耐不住飢餓，也因此破功或放棄，我建議依照自己的生活作息即可，選擇適合自己容易實踐的時間，也可以循序漸進的來執行：例如先從斷食 12 小時開始，習慣後增加至 14 小時，最後才嚴格執行斷食 16 小時，如此一來更能有效控制飲食，也不會因為減重徒增自己的壓力。

 斷食期間4大秘訣

 f ⓘ 高敏敏 營養師 Q

進食時選對食物

選擇食物的時候要以
健康以及不油膩的食物為主
拒絕高熱量、油炸等食物

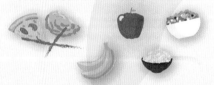

進食時不吃過量

在進食期間內，千萬不能為了
要吃很飽而過量飲食！

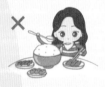

提高喝水量

每人每天的飲水量為
[體重(Kg)X水量(30-40ml)]

↓

[體重(Kg)X水量(40-45ml)]

選擇適合自己
容易實踐的時間

要根據自己平時的生活型態
來去選擇實踐的時間

另外要特別注意，執行斷食法並不會造成肌肉量的流失！常會有人問我：「為什麼 168 之後感覺肉都鬆了？是不是肌肉量降低了？」錯！這只是個迷思。如果出現肌肉量降低的情況，可能是因為飲食或生活型態錯誤及缺乏運動，只要攝取足夠的優質蛋白質、保持良好的運動習慣，**就不太會掉肌肉量**！若還是發生肌肉量流失且找不出原因，請與醫生或營養師諮詢。

　　以上關於斷食法的禁忌和陷阱你都學到了嗎？或許這些就是你執行斷食法卻還是沒變瘦的原因，只要正確控管進食時間、身體循環、攝取量和攝取內容，即能達到有效斷食！而斷食法執行後會發現最先受益的是自己，希望每個人都能瘦出理想中的身材及狀態。

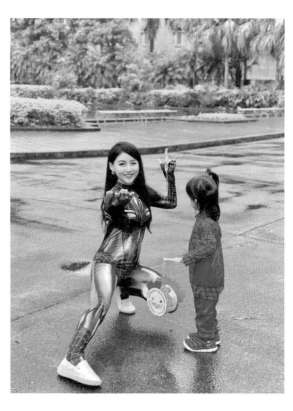

31

你真的適合「168 斷食」嗎？
這 5 種人千萬不要輕易嘗試！

我常收到國中學生、三高患者、孕媽咪的私訊：「營養師，我可以用 xxx 方式減肥嗎？」每次一種減肥法或飲食法的風靡，就會有一大批人效法嘗試，而這時候就是營養師最忙碌的開始，以最近流行的 168 斷食法來說吧，雖然能有效使脂肪燃燒，達到瘦身的成果，但並不是人人都適合喔！

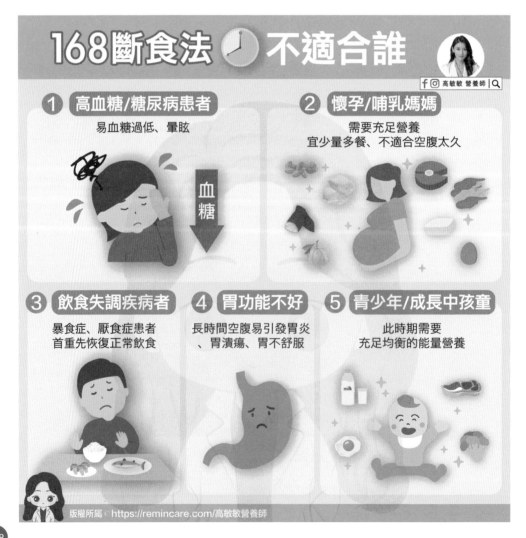

168斷食法 不適合誰

高敏敏 營養師

1 高血糖/糖尿病患者
易血糖過低、暈眩

血糖

2 懷孕/哺乳媽媽
需要充足營養
宜少量多餐、不適合空腹太久

3 飲食失調疾病者
暴食症、厭食症患者
首重先恢復正常飲食

4 胃功能不好
長時間空腹易引發胃炎
、胃潰瘍、胃不舒服

5 青少年/成長中孩童
此時期需要
充足均衡的能量營養

milk

版權所屬© https://remincare.com/高敏敏營養師

1 高血糖 / 糖尿病患者

空腹時間過長易使血糖過低、產生暈眩、造成危險，因此需要控制血糖的族群要特別注意。

2 懷孕 / 哺乳媽咪

此時期的媽媽孕育著一個偉大的生命，反而需要額外補充熱量並少量多餐的攝取，需充足營養並不適合空腹太久，建議懷孕或哺乳的媽媽們還是先別急著想減肥這件事情吧，妳有更偉大的事情要完成。

3 飲食失調疾病患者

若有暴食症、厭食症等飲食失調疾病者，首重應先恢復正常飲食。

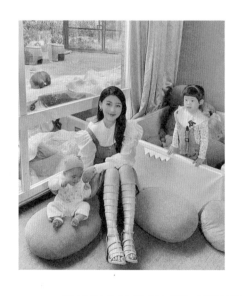

4 胃功能不好的人

長時間空腹易引起胃不舒服、發炎，甚至胃潰瘍，要特別小心。

5 青少年 / 成長中孩童

此時期需要充足均衡的能量及營養，身體需要能量時就吃吧！並不適合斷食減肥喔！

限時斷食法是指透過時間的限制，將食物集中在一天幾小時內吃完，讓空腹的時間變長、有利脂肪燃燒，但每個人狀況不同，所需的飲食方式也會有所差異，因此找出自己的飲食習慣才能長久保持健康。所以說你真的適合斷食法嗎？趕快幫自己評估一下吧！

你真的適合「168斷食」嗎？這5種人千萬不要輕易嘗試！

32

斷食系列 4

{ 營養師教你更有人性的
「5 比 2 輕斷食法」! }

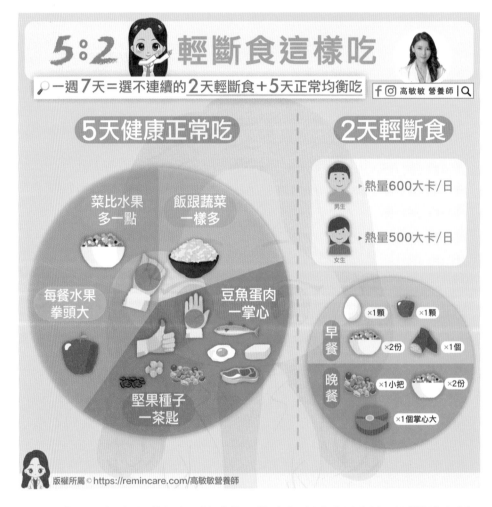

5:2 輕斷食這樣吃

一週 **7** 天＝選不連續的 **2** 天輕斷食＋ **5** 天正常均衡吃　f ⊙ 高敏敏 營養師 Q

5天健康正常吃

菜比水果
多一點

飯跟蔬菜
一樣多

每餐水果
拳頭大

豆魚蛋肉
一掌心

堅果種子
一茶匙

2天輕斷食

男生 ▸熱量600大卡/日

女生 ▸熱量500大卡/日

早餐　×1顆　×1顆　×2份　×1個

晚餐　×1小把　×2份　×1個掌心大

版權所屬 © https://remincare.com/高敏敏營養師

　　現在是一個人人「享瘦」的時代，導致各式減重斷食法不斷推陳出新、琳瑯滿目，對於飲食不均或需要減重的現代人來說，斷食法的確可以減少身體腸胃負擔，但前提是要**做對**斷食法，才能培養出吃不胖的好體質！雖然 168 斷食法紅遍全球，但必須限制整天吃東西的時間在 8 小時之內，很多人都跟我反應這樣超痛苦的，不到晚上肚子就餓得要命！那我會建議你來試試看**比較有人性的 5 比 2 輕斷食法**。

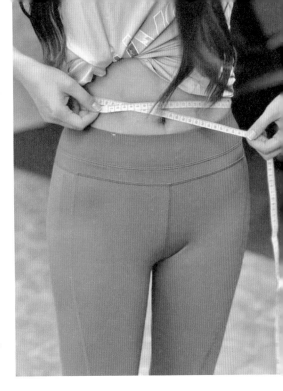

所謂「5:2 輕斷食法」的精神就是：
1 週內選擇不連續的 2 天斷食，比如選擇
星期一和星期三；或者星期二和星期四；
或星期二和星期五，隨你選，只要是不連
續的 2 天來執行輕斷食就可以了，而其他
5 天全都可以正常吃！是不是很棒？

簡單來說就是：**1 週 7 天＝選不連續
的 2 天輕斷食 +5 天正常均衡吃！**而做 2
天輕斷食的日子也不是完全都不吃喔，基
本上熱量限制是建議男生每天控制在 **600
大卡**以內，女生則爲 **500 大卡**以內，因
爲適度的輕斷食可以讓身體休息、減低腸
胃負擔，更能讓身體有自我修復的時間。

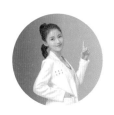

5 天健康正常吃

那「5 天健康正常吃」要怎麼做呢？雖然稱爲「正常吃」，但不代表這 5 天
就能暴飲暴食喔！不管是執行什麼樣的輕斷食，想要成功的前提還是要吃
得健康、營養均衡，建議盡量吃原型、少過度烹煮的食物，才能讓腸胃好
好放鬆，達到最正確有效的斷食，也才會看得出效果喔。「5 天健康正常吃」
我也是以 5 大類食物做分類，記得下方的小口訣，照這樣吃準沒錯啦！

❶ 豆魚蛋肉 1 掌心

豆魚蛋肉是蛋白質的攝取來源，建議從豆
類、鮭魚、奶類、魚類、肉類、蛤蜊、蛋
等攝取。豆類可以吃豆漿、豆腐、豆乾（不
是零嘴的豆乾喔）等原型食物爲主；魚類
以海水、小型爲優先，例如鮭魚和鯖魚就

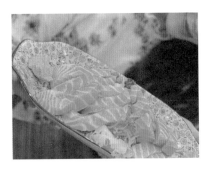

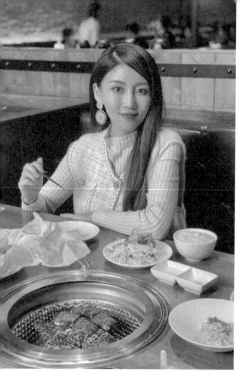

是很不錯的選擇；奶類可以選擇低脂鮮奶、優酪乳、優格、起司、乳酪、保久乳；蛋每天1～2顆，料理方式推薦水煮或煎蛋；肉可以選雞肉、豬肉、牛肉、羊肉，盡量避免加工肉品，像是培根、香腸、火腿等。

② 飯跟蔬菜一樣多

以綠豆、紅豆、饅頭、玉米、南瓜、土司、地瓜、白飯、麵類、穀類等原型食物為優先，盡量少選擇加工精緻食品，以多纖維多種類為主，特別要提醒大家，**口感綿密鬆軟的根莖類也是澱粉喔**！不要一不小心就吃過量了。

③ 菜比水果多一點

蔬菜有非常多種類可以做選擇，像是菠菜、大番茄、四季豆、紅蘿蔔、花椰菜、洋蔥、椒類、高麗菜、菇類、小黃瓜等，都是很棒的蔬菜，不論有無進行斷食法，每餐都需要攝取蔬菜，並且**盡量從不同種類和顏色的蔬菜來平均補充**，因為不同蔬菜含有不同植化素，如果只單一補充一種蔬菜，其他營養素則無法攝取。

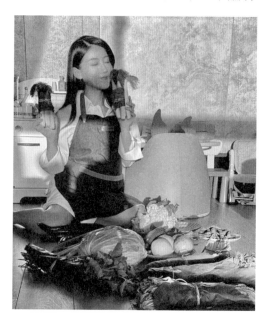

另外，也可以減少生吃蔬菜的比例，像是有些食物中含有胡蘿蔔素等脂溶性的營養素，如果生吃是沒辦法讓營養完全釋放出來，吸收率也會降低，所以**掌握食材特性**非常重要喔！多吃菜也有助於促進腸胃蠕動、幫助排便順暢。

4 每餐水果拳頭大

水果像是香蕉、櫻桃、小番茄、蘋果、奇異果、芭樂、葡萄等都很不錯，也可以用當季水果來做挑選。吃水果跟蔬菜有著相同的道理，要多吃各式顏色、各種類的水果，從中**攝取不同植化素、膳食纖維、維生素**。

除了選擇上要注意，控制份量也很重要，1 份水果的量為 1 個拳頭大小，大約是 60kcal(大卡)；如果遇到需要切片的水果，可以放進一般碗中，約八分滿也剛好是 1 份水果，而一般人每天可以攝取 2~4 份水果。

5 堅果種子 1 茶匙

堅果種子中含有單元不飽和脂肪酸，屬於好油，但吃過量還是會導致發胖，建議每天份量為 1 茶匙，大約是大拇指第一節大小。可以從無調味、原型的堅果做攝取，像是核桃、芝麻等，也可以將黑芝麻適量加入食物中，來攝取好油及豐富鈣質喔！

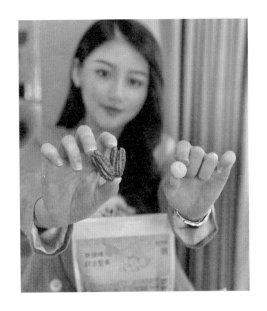

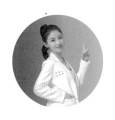

2 天輕斷食

現在開始進入我們的正題，最重要的是那 2 天輕斷食，建議女生要控制在一天 500 kcal 以內，男生控制在一天 600 kcal 以內，那該怎麼吃、哪些食物可以選擇呢？不知道怎麼吃的人，提供**我的吃法**給大家，我會分成一天二餐的方式來進行。

早餐建議可以選擇 1 顆蛋、1 顆蘋果、2 份蔬菜、1 個地瓜。**晚餐建議**可以

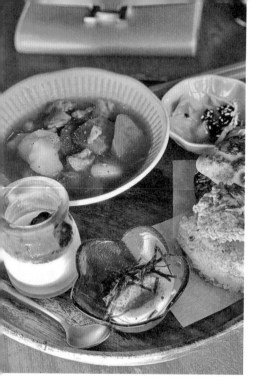

選擇 1 小把堅果、2 份蔬菜、1 片掌心大小的鮭魚。這二天我通常只吃這二餐，有一餐不吃，而若上面食物一次吃不完的人，可以把水果或堅果挪到餐與餐中間當點心。

吃的重點就是：

1. 用清淡、清蒸的方式料理食物。

2. 盡量吃原型，少過度加工。

3. 減少過度烹調的重口味，讓腸胃輕鬆一下。

營養師小秘招

1　執行斷食法時除了飲食均衡，充足的水分也很重要，如果你有餓的感覺，**可能是水分不足**，這時就可以多補充水分！也建議每天最少要喝 1500~2000cc 的水，並少喝含糖飲料，畢竟過多的精緻糖只會造成身體負擔。

2　適當的運動也是讓斷食法成功的關鍵之一，正確斷食搭配運動才能有雙贏的結果，可以每天運動 30 分鐘以上，讓自己保持最佳狀態，也能提高基礎代謝率、增強肌肉及免疫力。

3　5：2 斷食與 168、1212、1410 等**數字斷食**的最大差別，是後者都限制一整天的時間來調整進食的份量，但有些人可能下班比較晚，肚子正餓的時候剛好到了斷食的時間，不能吃東西會很痛苦，造成很難執行！這時 5：2 輕斷食就可能比較符合大家的作息，但不論是執行什麼樣的斷食法，甚至有無執行斷食，營養均衡及正常作息還是最重要的，期待人人都能瘦出最健康的模樣！

33 { 懷孕胖多少才合理？ 養胎不養肉超強祕訣都在這！ }

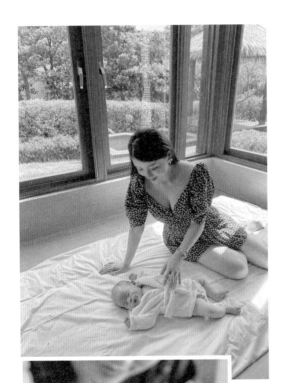

儘管身為營養師二寶媽，產檢時還是最怕被醫生說胖太多了！但是一人吃兩人補一直是長輩們的口頭禪（攤手～），我能不多補點嗎？大家也知道懷孕後最常被問到的熱門話題一定是最近吃了什麼、胖了多少之類的，想起曾跟某位藝人媽咪聊天，她已經是生完 2 個孩子的媽了，當時聽她說懷二寶時每天都很想吃炸雞，想說懷孕嘛，對自己好一些就狂吃，結果生完還卡了 15 公斤的肉在身上！真的非常後悔。

我們先來看看懷孕到底胖多少才算合理？其實每個媽咪都不太一樣，我們可以先用懷孕前的身體質量指數 (BMI) 值來計算，**BMI 公式：體重（公斤）÷ 身高（公尺）÷ 身高（公尺）**→身高要除以 2 次喔。再來對照圖表，妳體重控制得還好嗎？

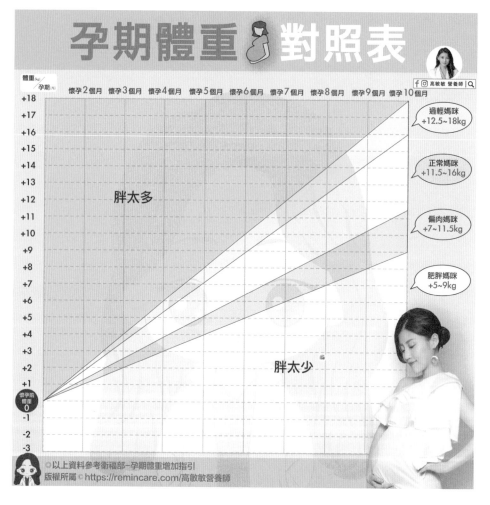

孕期體重 對照表

體重(kg) / 孕期(月)

f © 高敏敏 營養師 Q

| | 懷孕2個月 | 懷孕3個月 | 懷孕4個月 | 懷孕5個月 | 懷孕6個月 | 懷孕7個月 | 懷孕8個月 | 懷孕9個月 | 懷孕10個月 |

胖太多

胖太少

過輕媽咪
+12.5~18kg

正常媽咪
+11.5~16kg

偏肉媽咪
+7~11.5kg

肥胖媽咪
+5~9kg

懷孕前體重 0

●以上資料參考衛福部–孕期體重增加指引
版權所屬 © https://remincare.com/高敏敏營養師

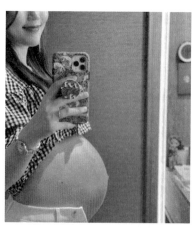

① 過輕媽咪

孕前 BMI<18.5，建議孕期可增加約 12.5~18kg，
孕中後期每週增加 0.5~0.6kg。

② 正常媽咪

孕前 BMI18.5~24.9，建議可增加 11.5~16 公斤，
於孕中後期每週增加 0.4~0.5 公斤。

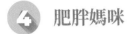

③ 偏肉媽咪

孕前體重過重或肥胖，BMI 在 25~29.9，增加重量建議控制在 7~11.5 公斤內。

④ 肥胖媽咪

孕前 BMI ≧ 30，整個孕期建議控制在增加 5~9 公斤以下。研究發現，若體重增加超過 7kg，會增加罹患**妊娠毒血症**的風險喔。

⑤ 懷雙胞胎的媽咪

增加重量建議控制在 15.9~20.4kg。

⑥ 懷三胞胎的媽咪

增加總重量建議控制在 22.7 公斤。

除了注意體重增加的數字，也要注意增加的速度喔！如果媽咪胖太多，胎兒容易過大、生寶寶時的風險也會提高；如果體重增加的速度太快或孕前體重超過 BMI 標準值，也會提高「**妊娠糖尿病的機率**」，容易讓孕媽咪血糖忽高忽低、不穩定，形成巨嬰及難產風險也會增加。

若是患有妊娠糖尿病的媽媽，卽便寶寶順利出生，未來 5~10 年後也可能會增加罹患**第二型糖尿病**的機率。要特別小心！媽咪胖太多除了對自己跟胎兒都不健康，再來就是容易腰痠背痛、易喘、易累！身材比較胖的朋友行動起來本來就會不便許多，更別說頂著一個大西瓜的孕媽咪了。

但是看到這邊，強烈叮嚀準媽咪們在懷孕期間也別亂減重喔！建議吃均衡、每週量體重、擬定適

懷孕胖多少才合理？養胎不養肉超強祕訣都在這！

合自己的飲食計畫、做好孕期的體重管理就好了。看到這裡一定有人抱怨：「孕期不能執行 168 斷食、不能減肥，但也不能吃太胖，好為難……」到底要如何做到養胎不養肉？讓過來人營養師二寶媽說給妳聽！我們可以分為要多吃和要少吃：

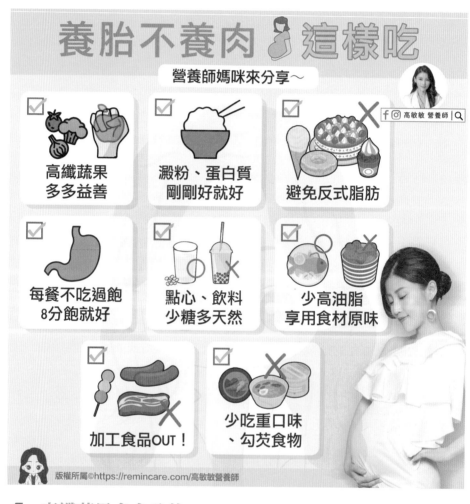

營養師媽咪來分享～

f ⓘ 高敏敏 營養師 Q

高纖蔬果
多多益善

澱粉、蛋白質
剛剛好就好

避免反式脂肪

每餐不吃過飽
8分飽就好

點心、飲料
少糖多天然

少高油脂
享用食材原味

加工食品OUT！

少吃重口味
、勾芡食物

1 高纖蔬果多多益善

每天最少 2 碗蔬菜、2 個拳頭大的水果。推薦綠色蔬菜、茄子、黃椒、紅蘿蔔、香菇、當季水果等。

2 澱粉、蛋白質剛剛好就好

全穀雜糧類每天控制約 3 碗;豆魚蛋肉每天約 2 個手掌大小。

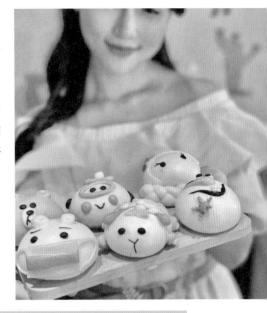

3 每餐不過飽、8 分飽就好

媽咪可以遵循「什麼都吃、什麼都不多吃」的原則。而懷孕時容易產生倦怠感，加上子宮逐漸增大會壓迫胃部會影響消化，所以建議採取少量多餐，食物內容以容易消化、好吸收為主。

4 點心、飲料以少糖多天然為主

可以用無糖豆漿、鮮奶取代含糖飲料；水果取代精緻甜點。

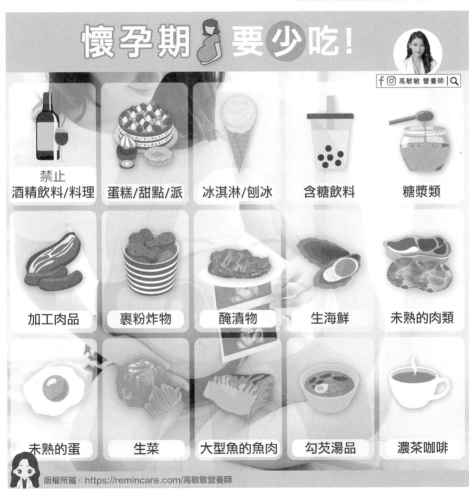

懷孕期 🤰 要 少 吃！

f ⓘ 高敏敏 營養師 ｜ Q

禁止 酒精飲料/料理	蛋糕/甜點/派	冰淇淋/刨冰	含糖飲料	糖漿類
加工肉品	裹粉炸物	醃漬物	生海鮮	未熟的肉類
未熟的蛋	生菜	大型魚的魚肉	勾芡湯品	濃茶咖啡

版權所屬 © https://remincare.com/高敏敏營養師

懷孕胖多少才合理？養胎不養肉超強祕訣都在這！

5 加工食品 OUT！

多吃天然原型食物、少加工品。避免：丸子、熱狗、培根、火腿等，這些鈉含量都超高，孕媽咪們真的要少攝取。

6 少吃重口味、重調味、勾芡食物

高鈉食物容易造成水腫，或是**妊娠高血壓**。孕媽咪們應避免：麻辣鍋、紅燒料理、醬油、鹹酥雞或炸物等。

7 避免反式脂肪

少碰奶精、乳瑪琳、酥皮類點心、奶油、蛋撻、菠蘿麵包等，孕期還是稍微忍耐一下。

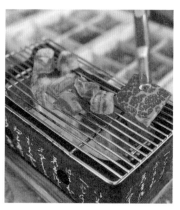

8 避免高油脂，盡量享用食材原味

烹煮方式以清蒸、川燙、烤為主，避免油炸、油煎導致過多的熱量，另外也禁止酒精飲料或料理，這些都是**養胎天敵**喔！

如果妳問我孕期會不會嘴饞？當然會呀！這時我會吃各式水果、綜合堅果、豆製品、乳製品。豆製品像是豆漿、豆腐、豆乾，盡量選擇原型食物；乳製品推薦牛奶、優格、優酪乳，裡面富含蛋白質，也建議孕媽咪每日可攝取約 1～2 杯的乳製品。偷偷說～我孕期超級想喝珍珠奶綠，這時我就會看說這週有沒有破戒太多，如果沒有，就會買一杯犒賞自己，當時最愛一分糖、正常冰，哈哈～

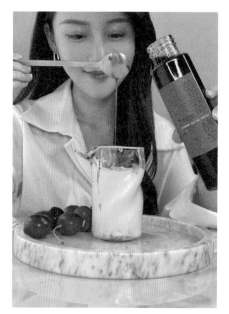

媽咪們也可以學這個小撇步，跟我一樣給自己定下一個標準，像是想吃炸雞，那就 1 週 1 次；想吃甜點，但是今天有點吃過量了，那就將甜點改為水果。持續這樣吃，妳就會發現越懷孕越美麗，我二胎都只增加了 10 公斤，別看胖的不

多，其實生完也還有 6、7 公斤的肉掛在身上啊！

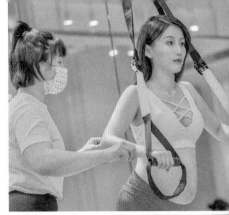

其實嘴饞很正常，我也是一樣，但是還是要保留限度，不要想說既然現在是懷孕中，那就想吃就吃，畢竟要擁有健康的身體，才有力氣照顧自己跟寶貝呀！而且懷孕前我就有在持續控制自己吃東西的時間，所以對我來講執行起來其實是不困難的，不過偶爾還是會嘴饞想小小破戒，就會吃一些清淡的料理或切一盤水果，然後告訴自己今天是執行比較寬鬆的斷食法啦！

另外，孕期也要記得適當運動，孕期缺乏運動也會不利生產。媽咪們以不激烈的運動為主，這樣不但能改善孕期疲倦、舒緩緊張的心情，還能打造出好孕體質。像我自己孕期時有體驗產前體適能課程，課程內容有孕婦瑜伽、空中瑜伽、懸吊等，教練也會依照媽媽本人想要的運動類型給予指導跟建議，整堂課下來下心情非常愉悅舒適，身體也獲得了舒展。

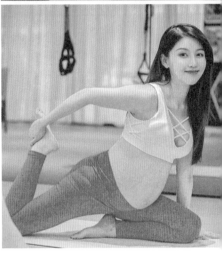

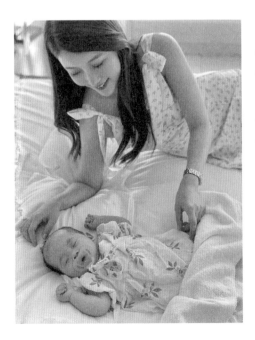

不過要特別注意**高風險族群**的孕媽咪不適合運動喔！像是早產、習慣性流產、孕程出血、胎盤前置、本身有心臟病等；若有高血壓、子癲前症，在配合治療之餘可以選擇緩和的**散步跟伸展運動**，來降低血栓風險。其實在身體許可的範圍內，還是很推薦媽媽們拉拉筋做個伸展的。

那麼孕期結束就可以馬上減肥、執行 168 斷食了嗎？不對喔！媽咪們還有哺乳期，生完產後**至少要過 6個月的哺乳期**後才能 168，我自己就是生完大寶後 6 個月才開始執行。

34 {減肥實在「瘦」不了？晚餐改喝營養師的獨家剷脂煲湯吧！}

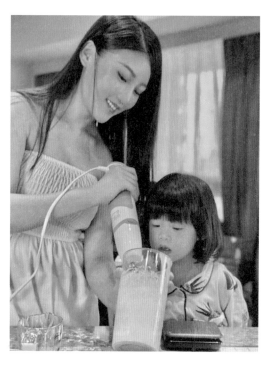

減肥這個全民運動，相信對於很多人來說絕對是一件很辛苦、很煎熬、付出一堆努力卻不保證一定能成功的事，有時候根本是在減辛酸的！但如果能用**「吃」來減肥**，你不覺得很幸福嗎？這篇我們就輕鬆一點，來教教大家如何自製**「剷脂煲湯」**，鹹的、甜的都有喔。

老實說，減重門診最常遇到的問題就是：什麼減肥方式有名，大家就瘋哪個減肥方式！像是前陣子某個知名的男藝人說他靠不吃東西只喝水，瘦了 5 公斤，導致很多小迷妹以身效法；甚至也有聽過韓國明星只吃單一食物減肥法，但是你們有沒有發現，這些錯誤的觀念不但不會讓你瘦，**反而可能越減越肥**，尤其是體脂肪，在每一次的復胖當中都會節節攀升喔！

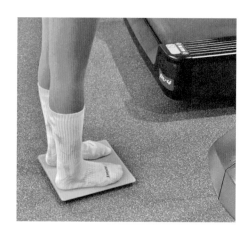

還有，外食大多都是三高：高油、高糖、高鹽，再加上蔬果的膳食纖維不足，不但熱量高、油脂高，而且「不好代謝」，所以三餐老是

在外，總讓人胖得神不知鬼不覺，有時還會覺得明明沒吃什麼，但是為什麼越來越胖？

如果你是減肥失敗多次的「**復胖人**」，不妨試看看每天晚餐自己煲一鍋**鏟脂湯**吧！可以補足一整天缺乏的膳食纖維之外，晚餐來一鍋湯也能吃得飽飽、胃暖暖的，接下來就跟大家分享幾道食譜：

 蛤蜊香筍排骨湯

材料

排骨 1 盒、蛤蜊 20 顆、竹筍半條 ~1 條、嫩薑少許

原則上食材跟我的一樣就可以了，份量上就掌握蔬菜多一點的原則下去拿捏。嫩薑可以以要享用的人數來進行增減，另外喜歡蛤蜊的人多加一點也 ok，因為它是低脂的海鮮。

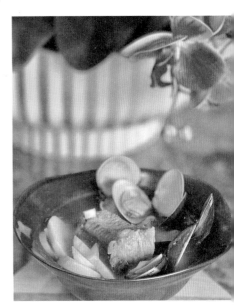

作法

1. 將食材洗乾淨，同時讓蛤蜊吐沙 2 小時並沖洗。
2. 把薑切成薑絲。
3. 在鍋中倒入清水，並放入排骨汆燙，再撈出來洗乾淨備用。
4. 備另一個鍋子，倒入約 3 碗水煮滾，並將排骨及薑絲下鍋。
5. 放入蛤蜊、竹筍、嫩薑，等蛤蜊開殼後即可起鍋。

敏敏說營養

　　蛤蜊的礦物質鋅含量豐富，可以保護我們的黏膜健康、提升免疫力；竹筍膳食纖維含量豐富、可以幫助不順卡卡的人順暢一下，也能增加飽足感。要特別注意的是，蛤蜊本身就有鹹味，因此不必加鹽調味，也能吃到自然鮮甜。如果覺得不夠飽的人，可以添加低卡的**蒟蒻絲**一起烹煮，一整盒蒟蒻絲也不超過 20kcal，是不錯的選項喔。

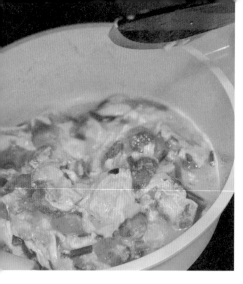

② 高麗菜番茄蛋花湯

材料

高麗菜半顆、大蕃茄 2 顆、紅蘿蔔半條、白蘿蔔半條、雞蛋 2 顆、洋蔥 1 顆、嫩豆腐 1 盒、大蒜適量、有時候我也喜歡加一點蒟蒻絲，因為蒟蒻絲的熱量極低，而且非常有飽足感！

作法

1. 將所有蔬菜洗乾淨，去除農藥殘留，接著將蔬菜切丁切片，做備料。
2. 將食材分批下鍋烹煮，等全部材料下鍋後再用小火煮 10 分鐘。
3. 最後打 2 顆蛋做攪拌即可起鍋。

敏敏說營養

　　大家可以在最後打蛋的步驟加入適量調味料，但我個人認爲什麼都不加就很好吃了，鈉含量不會太高，也能吃出蔬菜最原本的鮮甜。而這道「高麗菜番茄蛋花湯」除了都是使用熱量低的食材，每個食物也都有它的營養價值，像是**高麗菜、白蘿蔔**都是屬於十字花科蔬菜，可以幫助抗氧化、抑制自由基、保護細胞。**紅蘿蔔**的維生素 A、β 胡蘿蔔素可以守護黏膜健康、增強保護力，而且我覺得紅、白蘿蔔兩個搭在一起料理，真的超級對味！

　　至於**大蕃茄**中富含茄紅素，加上烹調加工過後更容易釋放出營養素，也更容易吸收。**雞蛋**的卵磷脂、膽鹼等，可以幫助脂肪代謝、增強腦力、活化皮膚細胞。適量的**洋蔥**可以幫助殺菌、抗癌、控制血糖，也可以降低罹患心臟疾病風險。而**豆腐**中不含膽固醇，又富含優質植物性蛋白，而大豆中的大豆異黃酮、維生素 E、維生素 B 群都能改善代謝、維持腸道環境，加上熱量非常低，是想減重的人最好的朋友喔！**大蒜**則可以生吃或切末，也建議放在常溫約 10 分鐘以上，讓它與空氣結合，使有機物跟植化素跑出來，營養會更爲豐富！

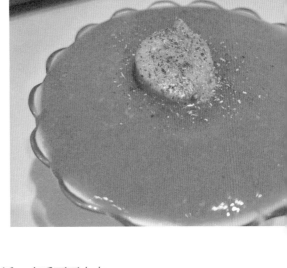

③ 干貝南瓜濃湯

材料

南瓜、青花菜、洋蔥、大蒜適量、橄欖油、
干貝 2 顆、昆布高湯、少許白胡椒粉及鹽

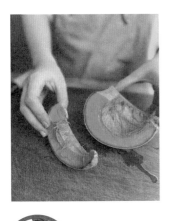

作法

1. 先將食材洗乾淨，南瓜可不去皮。
2. 將南瓜、青花菜、洋蔥、大蒜切塊、切丁備料。
3. 將鍋子預熱，並加入橄欖油、洋蔥、蒜泥。
4. 加進南瓜與高湯，並加蓋煮 10 分鐘。
5. 加入青花菜及干貝煮 3 分鐘。
6. 煮完成就放入果汁機打成泥。
7. 加入適量胡椒粉及鹽調味。

敏敏說營養

　　干貝可以帶出整碗濃湯的鮮甜；南瓜是屬於澱粉類的食物，墊墊胃也不會太有飢餓感，而且濃湯一般給人高油脂、高鈉的印象，但其實只要自己做就可以把不好的奶油替換成橄欖油、控制**澱粉 (南瓜)** 的量、提高花椰菜、洋蔥等蔬菜的量，一樣可以吃到外面高級餐廳料理的頂級濃湯，同時擁有更健康的選擇！

④ 大黃瓜玉米燉雞湯

材料

玉米 1 根、大黃瓜 1 條、紅蘿蔔半根、豌豆
莢 1 大把、帶骨帶皮雞腿 1 隻、大蒜適量

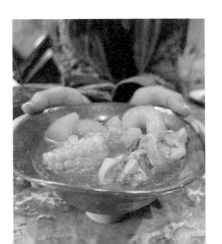

減肥實在「瘦」不了？晚餐改喝營養師的獨家刮脂煲湯吧！

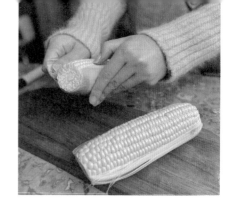

作法

1. 先將大蒜用橄欖油爆香。
2. 加入川燙好的雞肉一起炒。
3. 香氣出來後加水滾開，同時加入大黃瓜、玉米、其他材料一起滾。
4. 食材熟後即完成。

敏敏說營養

大黃瓜富含礦物質鉀，所以喝完之後會覺得特別的利尿，至於瓜類也不像葉菜類的口感，反而比較軟嫩，相信大家都可以接受，連我家女兒也都很喜歡喝。而玉米其實是**澱粉類**，所以整碗下來有澱粉、有蔬菜、有雞肉的蛋白質，算是非常營養均衡的湯品，放在晚上喝也不用擔心過於負擔。至於可以用玉米罐頭代替整根新鮮玉米嗎？我是比較不建議，因為新鮮玉米整根燉湯會很香、很鮮甜，用玉米罐頭下去煮會有點走味，而且我覺得營養價值也會流失比較多。

同場加映

有些人覺得平常嘴饞想吃甜點的時候，想自己做該怎麼辦呢？奉上營養師版本的「楊枝甘露」，總是給人高熱量感覺的楊枝甘露，減肥居然也能吃嗎？

⑤ 楊枝甘露 健康版

材料

芒果(品種不限)2顆、西米露半碗、椰漿少許、柚子果肉適量、牛奶120ml、薄荷葉3片、冰塊少許

作法

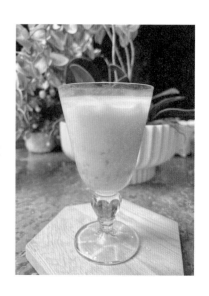

1. 芒果去皮切丁。
2. 西米露與水比例約1:10，水滾下鍋，小火攪拌，煮至半透明，中間有白芯即可關火燜10分鐘。
3. 西米露撈出放入冷水中冷卻，濾乾備用。
4. 將芒果丁、牛奶、椰漿、冰塊放入調理機打勻。
5. 在杯中依序加入西米露、芒果丁、柚子果肉、打好的芒果牛奶、加薄荷葉裝飾即完成。
6. 不加任何果糖。

芒果中富含膳食纖維、維生素 A、維生素 C、礦物質鉀、鎂，只要適量攝取就能增加身體防護力、幫助腸胃順暢、養顏美容。那麼何謂適量攝取呢？建議每天吃 1 份即可，並以 2 份為限，1 份則是普通碗裝到 8 分滿左右。柚子中也有豐富膳食纖維，能幫助排便；維他命 C 則能養顏美容、中和自由基；維他命 B1、B2 則是提升代謝力。牛奶則有著豐富鈣質，像是很多人都不喜歡喝牛奶，或是沒有喝牛奶習慣，那不妨就來一碗營養師的低卡版楊枝甘露吧！

再來是低卡版「文旦柚雪酪」，是不是聽起來超好吃？簡單來說就是營養師版的冰淇淋啦！炎炎夏日來上一碗，幸福滿滿！

⑥ 文旦柚雪酪 低卡版

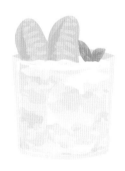

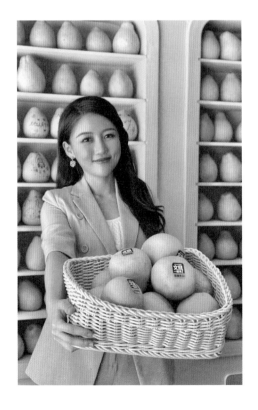

材料

文旦柚子 1 顆、無糖優格適量、檸檬半顆、冰塊適量

作法

1. 文旦柚子剝下果肉、去籽備用。
2. 柚子跟優格約 1:1 比例，加入冰塊、半顆檸檬榨汁。
3. 食材倒入調理機攪打均勻，放入冷凍至凝固，即可享用。
4. 不加任何果糖。

減肥實在「瘦」不了？晚餐改喝營養師的獨家刮脂煲湯吧！

　　優格中的好菌可以改善胃腸道健康、增加免疫力、減少罹病機會；檸檬則含有檸檬酸、礦物質鉀、鈣、鎂、維生素 C、類黃酮、檸檬多酚等豐富營養素，可以抗氧化、抗發炎、幫助代謝、利尿消腫。但也要提醒大家，享用冰品時，也要注意享用冰品的原則：

1. 選擇簡單一點的冰品來減少熱量及糖份負擔。
2. 有高血壓、高血脂的人，建議不要大量吃冰或豪飲冰飲，避免血管急速收縮、增加心血管疾病風險。
3. 建議多補充水份為主、吃冰為輔，並選擇 10 度以上的冷水或常溫水，對體質敏感者的消化系統比較好。
4. 忌：刨冰的配料大多都會額外加蜜糖，導致糖份容易超標，大家要特別注意！
5. 忌：奶蓋、煉乳、布蕾是高脂肪、高熱量來源，因為基本上都是油脂所組成。
6. 宜：建議選擇低熱量配料，如愛玉、仙草等，另外不加果醬、糖水、煉乳更健康！

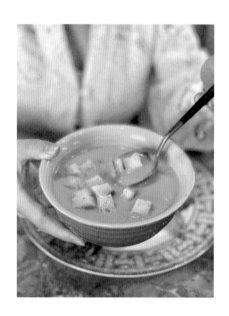

　　大家都知道怎麼做了嗎？推薦大家嘴饞的時，可以煲一碗湯墊胃，或是製作專屬自己的低卡甜湯。像是有些人真的非常喜歡吃宵夜，每晚都非宵夜不可，那這幾碗湯或甜品就很適合你；如果下午餓了，也建議可以用減肥湯代替充滿精製糖的點心，總之這幾碗湯是所有想減重的人的最佳夥伴喔，趕快動手做看看吧！

VOL.3

防病
金鐘罩

專家都這樣吃！

吃對營養不生病！

有效改善病痛的保健飲食法！

35 ｛8大類食物幫你打造免疫金鐘罩 輕鬆吃出超強保護力、不怕胖！｝

　　疫情緊張、人心惶惶。一直在強調少出門、戴口罩、勤洗手消毒，但是如何有效提升自我免疫力真的超級重要！尤其疫情期間，有4大類的族群要特別小心：**1.20~39歲**，常常喜歡在外面趴趴走的人；**2.50歲以上**，免疫力較差；**3. 餐餐吃外食的人**，身體發炎的狀況容易比較嚴重；**4. 總是懶在床上、沙發上的人**，總愛吃零食、嗑泡麵、喝飲料，體重失控又缺乏正常營養素！想鞏固好自己跟家人的免疫力，攝取營養素、增強保護力是關鍵，非常時期，跟我一起用吃來保護自己和心愛的家人吧！

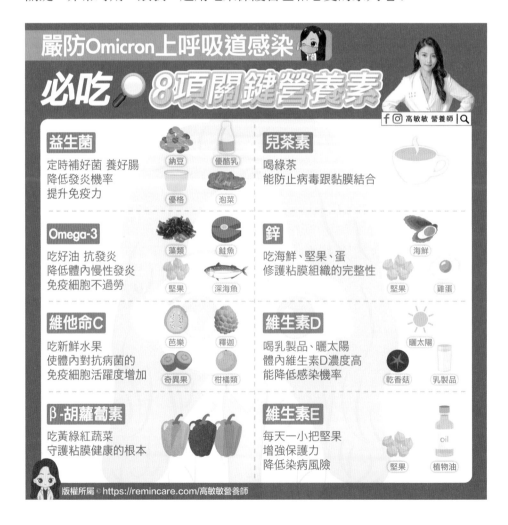

嚴防Omicron上呼吸道感染
必吃 8項關鍵營養素

f ⊙ 高敏敏 營養師 Q

益生菌
定時補好菌 養好腸
降低發炎機率
提升免疫力

納豆　優酪乳
優格　泡菜

兒茶素
喝綠茶
能防止病毒跟黏膜結合

Omega-3
吃好油 抗發炎
降低體內慢性發炎
免疫細胞不過勞

藻類　鮭魚
堅果　深海魚

鋅
吃海鮮、堅果、蛋
修護粘膜組織的完整性

海鮮
堅果　雞蛋

維他命C
吃新鮮水果
使體內對抗病菌的
免疫細胞活躍度增加

芭樂　釋迦
奇異果　柑橘類

維生素D
喝乳製品、曬太陽
體內維生素D濃度高
能降低感染機率

曬太陽
乾香菇　乳製品

β-胡蘿蔔素
吃黃綠紅蔬菜
守護粘膜健康的根本

維生素E
每天一小把堅果
增強保護力
降低染病風險

oil
堅果　植物油

1 益生菌
定時補好菌、養好腸、降低發炎機率、提升免疫力

因有臨床發現，確診新冠後康復的個案，體內益生菌的含量會降低，所以有長期定期補充益生菌的人，身體發炎機率會降低、免疫能力較好。畢竟腸道是人體最大的免疫器官，想要有好的腸道菌叢環境，就要努力增加好菌。好菌就像是體內士兵，可以抑制壞菌、調節消化道機能、身體防護力自然也會增加！建議可以將**優酪乳當作每天的乳飲品**，並選擇內含能通過胃酸、膽酸考驗的菌株，像是常見的 A 菌、B 菌，不僅能增加腸內益生菌，還能補充每日所需的乳製品營養！

2 Omega-3
吃好油抗發炎

Omega-3 能降低體內慢性發炎、免疫細胞不過勞，如果飲食缺乏這類好油，**肌膚容易敏感、免疫力也較差**；反之若攝取足夠，體內對抗病菌的白血球活躍度也會上升！但是 Omega-3 是我們人體無法自行製造的，必須從食物攝取，建議每週吃 3 次深海魚類例如：鯖魚、秋刀魚、鮪魚、鮭魚。以及每天可攝取海藻、堅果、亞麻籽、亞麻仁油、紫蘇油等富含 Omega-3 脂肪酸的好油脂食物，同時也能減少腹部脂肪囤積。

3 維生素 C
每天 2 份新鮮水果

維生素 C 能使體內對抗病菌的免疫細胞活躍度增加，但維生素 C 是水溶性的，容易流失、身體不會自動合成，一樣要透過每天攝取來補充。建議每天最少吃 2 份新鮮水果來補足，每日攝取約 100mg 的維生素 C 即可，如：1 顆芭樂、1 顆柳丁、10 顆草莓、2 粒奇異果。

4 β- 胡蘿蔔素
多吃黃綠紅蔬菜

維生素 A 及 β- 胡蘿蔔素是**守護粘膜健康的根本**，尤其橘紅色蔬果，包括：紅蘿蔔、黃甜椒、番茄等。β- 胡蘿蔔素能維護眼睛、鼻子、口腔、肺及胃腸道各處的黏膜健康，鞏固第一道防線，阻止細菌、病毒入侵身體，建議一天要吃 2~3 碗各色蔬菜、2 ～ 3 顆拳頭大小的不同種水果，這類食物中富含的維生素、礦物質、植化素，也都跟免疫功能的強弱息息相關喔！

5 兒茶素
沒事多喝綠茶

兒茶素能抗氧化，降低自由基攻擊、防止病毒跟黏膜細胞結合，起到阻擋的作用！而綠茶的兒茶素含量最高，建議每天可以喝點綠茶，也可以多喝水多排尿促進代謝循環。

6 鋅
常吃海鮮、堅果、蛋

礦物質鋅參與細胞的複製、分裂、修護，能幫助皮膚和黏膜組織的完整性，當鋅攝取不足時，細胞就無法正常分裂、導致免疫力下降。建議可補充牡蠣及蝦子等海鮮類，或是攝取堅果、蛋，或是雞胸肉、豬里肌、牛腱肉等，除了油脂含量比較低之外，也富含優質蛋白質、礦物質鋅＆鐵，能鞏固免疫細胞。

7 維生素 D
喝乳製品、曬太陽

體內維生素 D 濃度高，能降低病毒感染機率，建議可以多補充蕈菇類、乾香菇、乾木耳、雞蛋、乳製品等，有維生素 D、多醣體，能強化免疫細胞，也可以多去戶外曬曬太陽，如果沒有陽光或不能常外出，就用飲食來補充吧。

8 維生素 E
每天一小把堅果

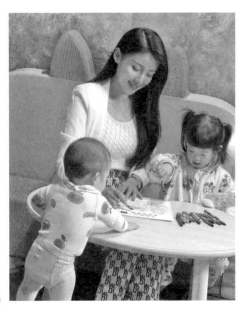

前面很多篇章都有提到堅果類對人體的好處，它能增強保護力、降低染病風險，也建議平時就**使用含有維生素 E 的植物油，去烹調含硒的新鮮食物**，相輔相成增加保護力！

這**8 個關鍵營養素**你都記起來了嗎？其中很多食物不但能提升免疫力，多吃也不怕胖，像是香菇、雞胸肉、魚類等，多多補充好的營養素能幫助身體抗發炎、維持腸道菌相，提升防護力、協助細胞修復，就像幫身體加上**免疫金鐘罩**一樣，守護全家人的健康！

36

地雷食物吃出內分泌疾病
都是荷爾蒙失調害你又胖又老！

我們過了 25 歲之後，新陳代謝功能就會大不如年輕時，體重減少的速度則完全比不上增加的速度，身材也漸漸起變化，發胖成了許多人最煩惱的事情之一！但你知道身體會發胖，可能是跟「荷爾蒙失調」有關嗎？而人一胖，脂肪就特別容易堆積在肚子，肚子肥肉又最難甩掉，真的是很煩。這篇來和大家聊聊，如何穩定荷爾蒙，並透過好習慣來甩開肚子上那一圈肥油！

我們常常聽到「荷爾蒙」這個專有名詞，人人對它不陌生，但又好像不是那麼熟悉，到底荷爾蒙是什麼？荷爾蒙是由**內分泌腺**所製造，是身體器官之間傳導訊息的化學物質，再由血液輸送到身體各處，維持細胞正常運作；反過來說，要是沒有荷爾蒙，新陳代謝就無法順利進行，細胞也沒辦法發揮正常功能。

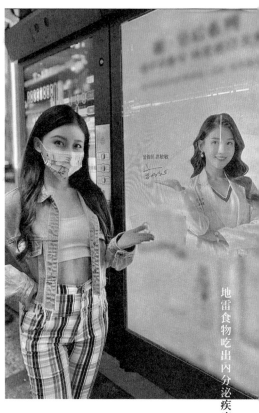

而荷爾蒙也有分很多種類，像是**甲狀腺**會製造甲狀腺荷爾蒙、**卵巢**製造性荷爾蒙雌激素與黃體酮、**腎上腺**製造腎上腺素荷爾蒙與可體松荷爾蒙等。總之，任何一個你可以想到的身體功能，都是由荷爾蒙所控制，它除了幫助所有的身體系統正常運作外，不管是你吃的東西、飲食時間，還是活動強度，內分泌系統都會釋放荷爾蒙，幫助你保持燃燒脂肪、形成肌肉、血糖穩定、睡眠。

那麼荷爾蒙失調和變胖又有什麼關係？**主要是受新陳代謝所影響**。新陳代謝是體內所有荷爾蒙、分子、大腦、腸道及脂肪細胞中訊息傳遞物質

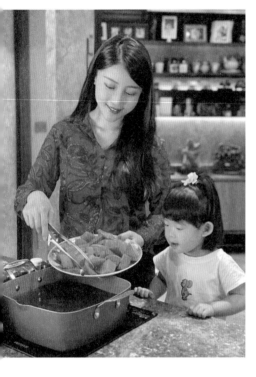

的組合，負責調節卡路里的燃燒速度，至於吃進去的食物要如何被利用或代謝，全要依靠新陳代謝功能之一的荷爾蒙，所以當控制體重的荷爾蒙失調時，就會造成肥胖問題、胰島素阻抗、熱量被轉化成脂肪。

影響肥胖的荷爾蒙有很多種，最常聽到的就是**雌激素、胰島素、皮質醇、瘦體素**等，而**雌激素及黃體素**是造成肚子肥肉的關鍵！如果雌激素分泌不正常，就沒辦法確實甩掉腹部的油脂。

而不同原因，導致失調的情形也不同，像是小腹上方的脂肪堆積、壓力大造成的啤酒肚、睡眠不足導致燃燒脂肪的荷爾蒙功能下降、飽足感荷爾蒙因為過度的精製糖而停止分泌，甚至單純為了減肥不吃飯，也會使**飢餓荷爾蒙**爆發性的分泌，這些都是荷爾蒙失調的狀況。還有個最大的原因，就是吃太多不健康的食物，像是油炸、加工品、精緻糖等。除了食物攝取錯誤之外，還有環境毒素、壓力大等原因，也都會導致荷爾蒙失調，肥胖問題也就跟著來了！

一般來說，**荷爾蒙失調對女性的影響比較大**，當雌激素分泌失常時，身體會開始依賴其他產生雌激素的部位，像是脂肪組織，同時雌激素中的**雌素酮**也開始囤積腹部脂肪，這也是為什麼更年期的女性比較容易肥胖的原因。而長期下來

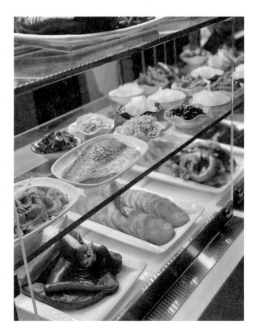

會陷入惡性循環之中，就像前面提起的雌素酮是由燃燒脂肪的雄激素轉變的，如果肚子的脂肪越多，就會分泌更多的雌素酮，漸漸你會發現**不管怎麼控制，肥肉還是住在你的肚子裡！**除了新陳代謝無法正常運作，長期累積下來還可能造成腦部問題、心臟病等。

　　看到這你會不會覺得好像很難改善荷爾蒙失調問題？但其實反過來想，不健康的飲食會影響荷爾蒙，也就是說只要有好的飲食習慣，慢慢的荷爾蒙就會穩定下來了，現在就來介紹**可以穩定荷爾蒙的食物**，讓我們把脂肪甩得遠遠的吧！

1 全穀雜糧類

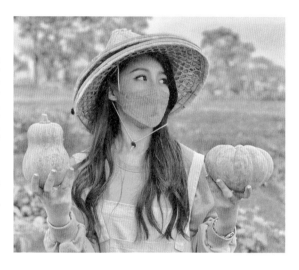

全穀物的短鏈脂肪酸會刺激胃部中的脂肪細胞，釋放**瘦體素**，簡單來說就是能讓我們有飽足感，讓我們不會吃太多，加上減緩血糖釋放，更能穩定胰島素。大家可以多吃燕麥、大麥、綠豆、紅豆、玉米、南瓜、地瓜等，並以原型為主。

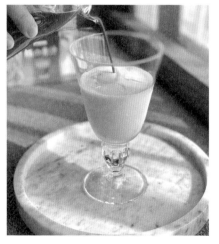

2 乳製品

乳製品的攝取可以讓脂肪更容易燃燒，並同時補充鈣質、蛋白質等營養素，建議每天早晚喝 1 杯鮮奶，剩下再從優酪乳、優格、起司、小魚乾、黑芝麻做補充，如果沒辦法喝牛奶的朋友也可以改為優酪乳或優格，其中的益生菌能幫助腸胃順暢、解決便秘問題喔！

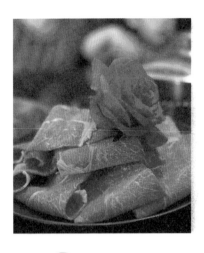

③ 肉類

想要正確**補充雌激素**，首先就要有**優質蛋白質**，足夠的蛋白質可以提供身體足夠的能量，發揮最充分的作用，建議可以從雞胸肉、豬後腿肉、魚肉攝取，尤其魚又含有 Omega-3 脂肪酸，可以幫助身體降低發炎、減少心血管疾病罹患風險。

④ 蛋類

雞蛋中的膽固醇是荷爾蒙與製造細胞膜的重要原料，加上屬於優質蛋白質，所以很推薦每天吃 1 顆蛋來增加肌肉量與體力，記得蛋白、蛋黃要同時攝取，才能吃到完整的營養。

⑤ 豆類、豆製品

大豆中含有豐富的**大豆異黃酮**，可以幫助平衡及調節雌激素，加上有豐富的可溶性纖維，同時也是最好的碳水化合物，含有抗性澱粉、纖維，礦物質鎂的含量也很豐富，建議可以多吃豆腐、豆干、豆花、豆漿、紅豆、綠豆等。

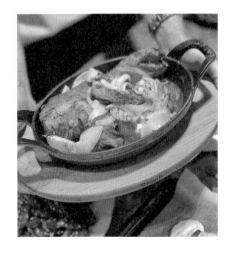

⑥ 蔥類

蔥類可以幫助排除身體的廢物囤積，並刺激身體製造**穀胱甘肽**，達到對抗自由基的作用。推薦攝取大蒜、洋蔥、韭蔥、細香蔥、蝦蔥、青蔥等，像我料理時，都會切一點蔥末或蒜末，然後跟食物一起炒，除了殺菌、增加免疫力之外，也能增添食物的口感喔！

7 蔬菜、水果

每種蔬果都含有豐富的膳食纖維、維他命、植化素，建議各色都要攝取，才能吃到不同的營養、維持荷爾蒙平衡及運作，可以以**深色蔬菜**做為優先選擇，也推薦**莓果**，其中豐富的花青素及類黃酮可以幫助抑制脂肪細胞成長。

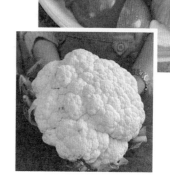

8 十字花科蔬菜

十字花科蔬菜中含有豐富有機硫化物、膳食纖維、礦物質、維生素，可以維持血壓和保持心血管健康、幫助抗癌、抗氧化，建議從青花菜、花椰菜、白蘿蔔、高麗菜、小白菜等蔬菜中攝取。

9 堅果

堅果中可以攝取到好油脂，除了平衡荷爾蒙作用，不飽和脂肪酸也可以降低**心臟病、糖尿病**發生的機率，其中的維生素 E 還可以幫助滋潤皮膚、維持頭髮光澤；礦物質鎂則能舒緩情緒。只是堅果份量攝取很重要，1 份大約等於 45kcal，相當於大拇指第一節大小，建議不要超過這個份量，否則還是會有可能肥胖喔！

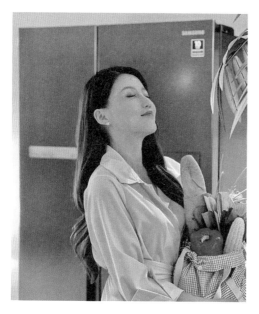

變胖的原因有很多，其中荷爾蒙失調就是一個常見的主因，想要甩開腹部肥胖就必須先做到**穩定荷爾蒙**，而用飲食改變是最好、最自然的方式！也要提醒大家，正確的飲食觀念、搭配運動，才能做到有效解決荷爾蒙失調問題，如果改善上有疑慮，也要記得請求專業醫師協助喔！

地雷食物吃出內分泌疾病 都是荷爾蒙失調害你又胖又老！

37 { 私密處異味的6大殺手！ 這樣做讓妹妹從此香香der }

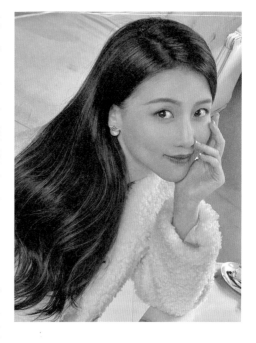

這篇來聊點女孩子總是不好意思開口的問題，曾經有個女孩私訊我：「最近私密處有異味非常尷尬，另一半還很壞的故意問我：妳有聞到魚市場的味道嗎？」還有個位女性患者曾問我：「營養師，聽說優酪乳有很多益生菌，那我可以**泡優酪乳**嗎？這樣私密處是不是也會有很多益生菌？」這大概是被問過的問題中最讓我哭笑不得的了。

當然不是啊！益生菌要用「吃」的、由內而外調整體質才有效！現代人的忙碌、壓力大、作息差、又愛穿緊身褲、甚至是吃錯食物，種種原因導致私密處常常憋出異味，甚至悶騷癢痛。私密處問題一直是讓很多女孩子非常頭痛的問題，到底私密保養該怎麼吃、日常如何保養，才能讓「妹妹」更健康沒異味呢？

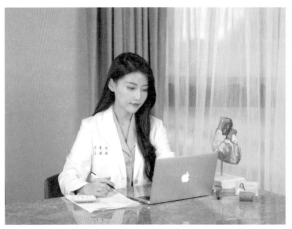

其實要阻止異味搔癢，吃下去的食物非常重要！由內而外調整體質才能讓私密處告別異味和搔癢，那需要攝取什麼食物、又有什麼禁忌食物要注意的呢？我們主要可以分成**多吃與少吃**。

私密處飄香 這樣吃

揮別魚市場 營養師6招

1 鳳梨 芭樂 奇異果

維生素C幫助促進黏膜防護力
維持陰道弱酸性環境

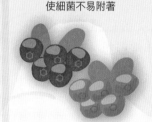

2 蔓越莓 藍莓

前花青素對細菌有抗沾黏能力
使細菌不易附著

3 優酪乳 優格

好菌幫助私密處維持弱酸性環境
抑制壞菌滋生

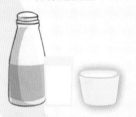

4 毛豆 黃豆 黑豆

含有天然荷爾蒙
幫助滋潤私密處

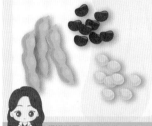

5 多喝水

多喝水、多上廁所
讓致病菌排出降低感染機率

每日最少
1500-2000cc

6 少菸酒、重口味

易改變私密pH值
黏膜防護力降低
細菌增多飄異味

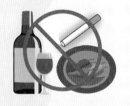

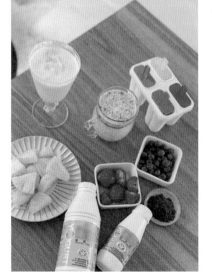

① 富含維他命C的水果

像是柑橘類、奇異果、芭樂、鳳梨、草莓等水果，裡面都富含維生素C，可以促進粘膜防護力、幫助抗氧化，維持陰道弱酸性環境，讓私密處散發清香。

② 蔓越莓、藍莓

蔓越莓中所含的前花青素，對細菌有抗沾黏的能力，能讓細菌不容易附著在泌尿道上皮細胞。再搭配多喝水、多上廁所，就可以讓致病菌隨尿液排出，降低私密處感染的機率。

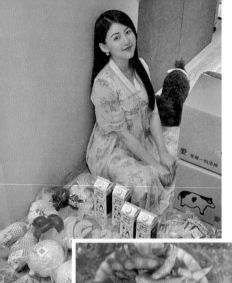

③ 無糖優酪乳、優格

利用體內好菌幫助私密處維持弱酸性環境，來減少有害菌滋生，建議每天都可以攝取 1 杯無糖優酪乳或優格，是很自然有效的保健方式喔！

④ 豆豆家族

豆豆三兄弟中的黃豆、毛豆、黑豆，擁有天然的荷爾蒙，可以幫助滋潤私密處。

⑤ 多吃蔬果

除了上述提到的食物，最基礎的就是要多吃蔬果，而且是各種顏色的蔬果，畢竟蔬果裡的**植化素**，可以幫助我們抗發炎、做好體內環保，讓身體各處有了保護力，私密處才能散發出淡淡清香。

⑥ 多喝水、多上廁所

水喝太少容易讓細菌堆積滋生，所以喝水非常很重要！多喝水才會多上廁所，使病菌排出、降低感染機率。建議每日最少喝 1500~2000cc 的水。也要少喝含糖飲料，因為過多的**精製糖會讓細菌生長**，就容易造成搔癢。

⑦ 少菸酒

少抽菸、少喝酒非常重要！菸酒容易改變私密處的 ph 值，會使黏膜防護力降低、細菌增多、飄異味。

⑧ 少重口味食物

吃太多**肉類或重口味食物**會使體味加重，私密處細菌也會大增，如果有私密處困擾的女生建議飲食以清淡為主。

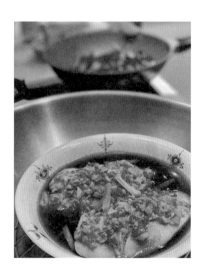

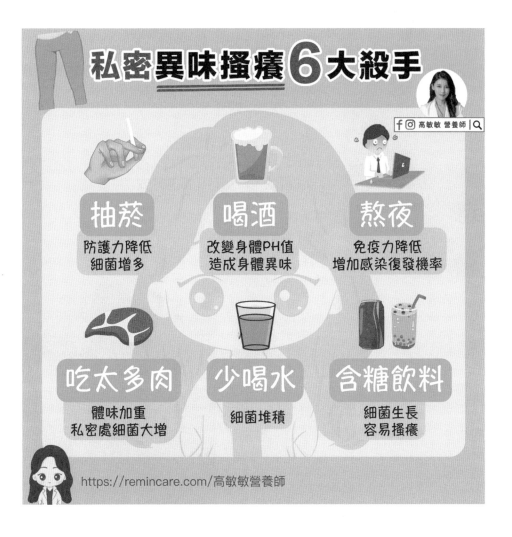

私密異味搔癢**6**大殺手

f © 高敏敏 營養師 Q

抽菸
防護力降低
細菌增多

喝酒
改變身體PH值
造成身體異味

熬夜
免疫力降低
增加感染復發機率

吃太多肉
體味加重
私密處細菌大增

少喝水
細菌堆積

含糖飲料
細菌生長
容易搔癢

https://remincare.com/高敏敏營養師

關於私密處，坊間常有個迷思：**「吃蘑菇會使私密處變臭、吃鳳梨會變香」**。其實現階段國內外都尚未有直接的研究，反而是不良的飲食或生活習慣對私密處健康影響比較大。除了飲食之外，日常生活的習慣也是關鍵，有時一些不良習慣，可能也會增加私密處感染的風險，注重飲食加上培養好習慣，增強私密處的保護力吧！

1 多上廁所、不憋尿

上廁所可以幫助帶走細菌、減少感染機會。另外女生也要注意不憋尿，憋尿會使膀胱一直脹著，時間久了，尿液中的細菌容易滋生繁殖，導致泌尿道感染。

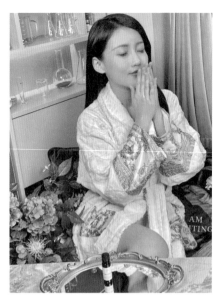

2 勿熬夜
熬夜會使免疫力降低，增加私密處感染、復發的機率，因此充足的睡眠很重要！

3 保持私密處通風
女生為了讓自己看起來苗條，褲子越穿越緊，導致私密處長期處於潮濕、悶熱狀態，同時也增加了感染、發炎、產生異味的機率。建議在夏天或是氣候悶熱的日子，不要穿太緊的褲子，私密處不通風容易滋生黴菌，可以多穿裙子，漂亮之外也很透

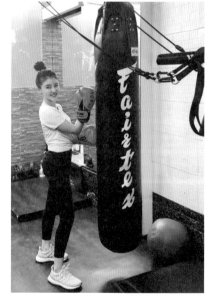

氣！如果天氣炎熱，也可以多帶一條內褲，感覺悶熱時可替換，可以減少私密處感染的機會喔！

4 注意清潔
提醒女生上完廁所後，衛生紙「**由前往後**」擦，可以避免細菌亂竄。也要定期更換衛生棉及護墊，避免細菌的累積。選擇清潔用品時也要注意，因為陰道環境屬於弱酸性，若使用不當也會使得私密處細菌孳生。

5 親密行為後記得上廁所
小便可以幫忙把細菌帶走，所以在進行親密行為之前，也可以先多喝點水。

我常常聽到有不少女性朋友為了遮蓋私密處的異味，使用精油、香水等香氛物品噴在內褲上。其實女性私密處敏感又脆弱，這樣的貿然使用反而會造成感染與刺激，如果真的有散發異味的困擾，必須請求醫生的協助，了解其中原因並從根本解決才是正確之道，如果真的想使用私密處保養的

產品，購買前必須多注意成分或與醫生討論是否可使用。

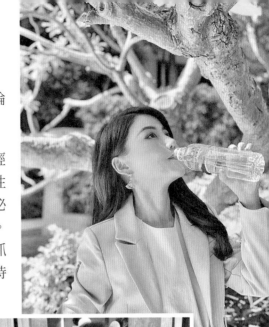

其實私密處有著自淨的能力，如果是輕度感染，只要調整飲食，自行恢復的可能性很大，而通常私密處受感染時，會導致分泌物變多，顏色呈現黃色，漸漸出現搔癢感。嚴重時會開始紅腫發炎。如果因為搔癢而抓破皮受傷，可能會引起蜂窩性組織炎，這時候就要盡速就醫！

平常我也很愛自製**優格莓果昔**，優格與莓果就是我們一開始提到最能讓私密處飄香的 2 種食物，材料與做法很簡單：只要準備 1 杯無糖優格 (約 150 公克)、1/2 碗冷凍綜合莓果，加進果汁機中攪打成泥就完成了，除了讓私密處飄香，同時也能攝取到益生菌、鈣質、花青素、維生素等，非常營養喔！

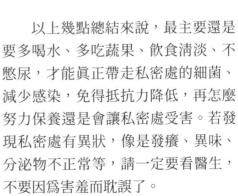

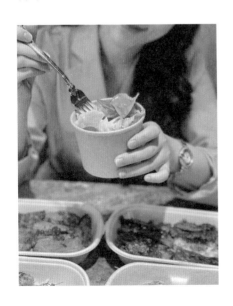

以上幾點總結來說，最主要還是要多喝水、多吃蔬果、飲食清淡、不憋尿，才能真正帶走私密處的細菌、減少感染，免得抵抗力降低，再怎麼努力保養還是會讓私密處受害。若發現私密處有異狀，像是發癢、異味、分泌物不正常等，請一定要看醫生，不要因為害羞而耽誤了。

38 {3C 好傷眼，保護視力就靠 8大營養素好戰友！}

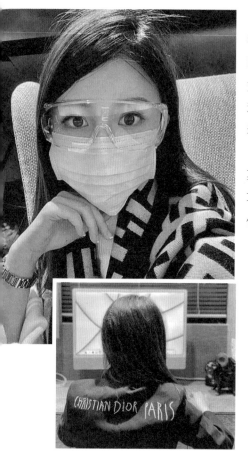

現代人使用 3C 產品的次數越來越頻繁，我常看到許多人不論搭捷運、等公車、走路、吃飯、聊天都可以當低頭族，眼睛沒有一刻是空閒的。我是一位保健專家，但同時也是電腦和手機等各種螢幕的長時間使用者，以前整天看著診間的電腦螢幕，到現在手機不離身，假日時在家也會用電腦、坐在電視前當顆馬鈴薯、滑手機、偶爾查一些書籍資料、睡前唸故事給女兒聽等，現在想想真是傷視力的產品一個都沒少用耶！

曾經有一位患者也讓我印象很深刻，他因為近視而戴隱形眼鏡，每天盯著螢幕工作，下班後繼續盯著手機追劇，突然有一天發現眼睛很乾、對焦很慢、流淚畏光，甚至連隱形眼鏡都戴不進去了，後來才知道他是得了**重度乾眼症**！用眼不當長時間累積下來，對靈魂之窗的傷害真的不小，畢竟長期面對藍光會增加視力損傷、罹患青光眼、黃斑部病變、白內障等的機率，造成各種傷害。

既然免不了使用 3C 過度的問題，那要怎麼保護好我們的靈魂之窗呢？我們先來認識一下眼睛構造為何？平常眼睛是如何看得見物體的？或著換個角度說，物體是如何被我們看見？

當光線進入眼睛後，水晶體和角膜將光線聚焦，感光細胞將光線轉為神經訊息，視神經將訊息傳到大腦，才可以看見東西，可見眼睛是如此精密的光學系統！平常要多注意靈魂之窗發出的求救訊號，例如一直盯著螢幕看，長時間下來會覺得**乾澀、疲勞**，有的時候甚至會有**疼痛的感覺、無法快速對焦、手機螢幕越調越亮**等，這些症狀其實都是靈魂之窗在跟你發

出ＳＯＳ求救訊號！更嚴重有可能導致出現血絲、視線模糊、對光線敏感等，可能是在跟你警告：「眼睛過度使用了！」

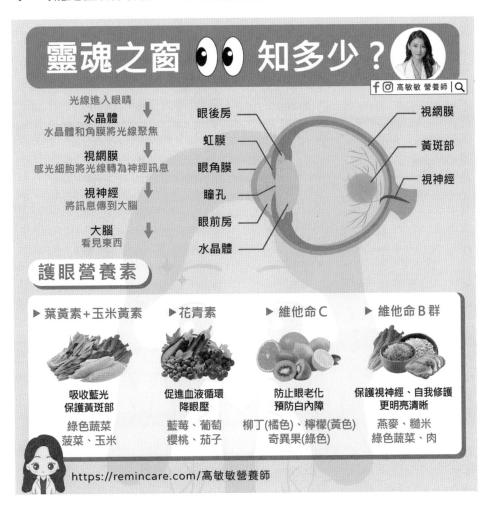

我們都明白眼睛的損傷是不可逆的，那麼該如何保護它？常有人跟我分享：「營養師，為了保護好靈魂之窗，我天天都吃葉黃素！」

沒錯喔！有研究發現葉黃素對於預防黃斑部病變很有幫助，只要每天攝取 6mg 的葉黃素就可以護眼！因為每天盯著的藍光屏幕，其實都在消耗保護我們的**葉黃素跟玉米黃素**，這 2 個營養素是唯二能存留在黃斑部的抗氧化物！這只是其中 2 個能護眼的營養素，還有許多食物能幫助視野更清晰，接下來推薦給大家對眼睛最好的 **8 大護眼營養素**！

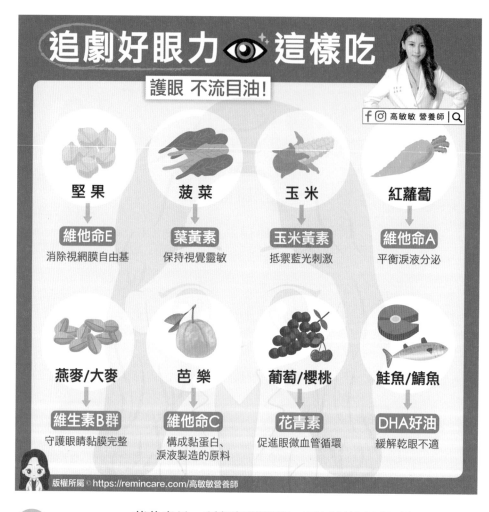

追劇好眼力 👁️ 這樣吃

護眼 不流目油！

ⓕⓘ 高敏敏 營養師 🔍

堅果	菠菜	玉米	紅蘿蔔
維他命E	葉黃素	玉米黃素	維他命A
消除視網膜自由基	保持視覺靈敏	抵禦藍光刺激	平衡淚液分泌

燕麥/大麥	芭樂	葡萄/櫻桃	鮭魚/鯖魚
維生素B群	維他命C	花青素	DHA好油
守護眼睛黏膜完整	構成黏蛋白、淚液製造的原料	促進眼微血管循環	緩解乾眼不適

版權所屬 © https://remincare.com/高敏敏營養師

1 葉黃素 葉黃素是一種**類胡蘿蔔素**，可以保持視覺靈敏、保護黃斑部並幫助過濾傷害性的藍光跟紫外光，它被視爲是晶亮守護的成分之一，但是人體無法自行製造葉黃素，並且隨著年齡增加或外在因素，都可能讓體內葉黃素流失，因此可以從綠色蔬菜、菠菜、玉米中適時補充。

2 玉米黃素 跟葉黃素一樣，是視網膜中能留存的唯二營養素，具有良好的抗氧化能力、能減少藍光刺激帶來的氧化壓力、提升眼睛對光的敏感度與視覺清晰度，也能預防眼睛的老化及病變、白內障。而玉米黃素亦屬於脂溶性維生素，因此建議烹煮時可**利用油脂來幫助營養素吸收**，像是玉米、南瓜、甜椒等含玉米黃素豐富的食物，可以搭配肉類、蛋、牛奶等一起享用。

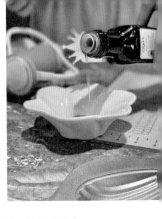

3 維他命 E 　維他命 E 是抗氧化能力很強的營養
素，能幫助中和視網膜上的自由基，
來降低藍光傷害。平時很推薦大家吃堅果，因為方便、好拿
取；在料理上除了避免吃一些高飽和脂肪酸的油脂、炸物，
也推薦大家可以多攝取植物性油脂，像是橄欖油、酪梨油、
亞麻仁籽油、苦茶油等，來增加維他命 E 的攝取。

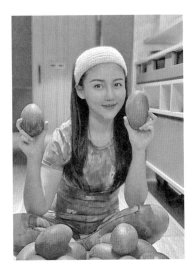

4 維他命 A 　維他命 A 能加強眼睛適
應黑暗的能力，鞏固我
們的**暗視力**。很多人常常在關燈之後，面對
眼前的一片黑暗，有些人看清楚的時間快、
有些人慢，這就是眼睛的暗視力。因此推薦
多吃含有**紅色或橘黃色**的
食物，維他命 A 都會比較豐
富，像是紅蘿蔔、紅甜椒、
黃甜椒、地瓜，或水果中
的芒果、柑橘等，這些食
物的維他命 A 含量都很高。

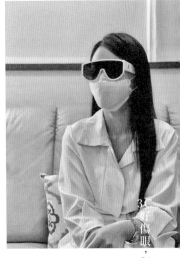

5 維生素 B 群 　維生素 B 群存在的食物非常的
廣，基本上可以從未精製的澱
粉：燕麥、大麥、糙米等攝取，還有新鮮的**綠色蔬菜、
肉類**等，來幫助守護眼睛黏膜的完整，也有助於保護視
神經、促進自我修復，是明亮補給的好幫手。

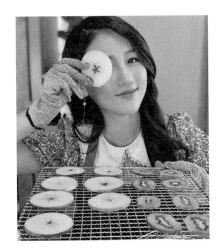

6 維他命 C 　大家都知道維他命
C 可以幫助合成**膠
原蛋白**，但同時它也是構成**黏蛋白**、製造
淚液的原料，更能增強身體的抗氧化能
力、防止眼睛老化，也可以滋養潤澤眼睛
黏膜，提升舒適度。建議每天可以吃新
鮮水果，維他命 C 含量更豐富，如芭樂、
柳丁、奇異果、檸檬等。

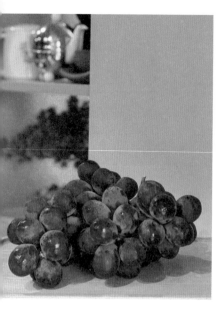

7 **花青素**　花青素給予了食物亮麗的色彩，尤其是**紫紅色類**的食物含量更豐富，例如藍莓、櫻桃、草莓、葡萄等水果，或紫萵苣、茄子等蔬菜。它屬於植物特殊的植化素，除了抗氧化功能外，還能促進眼睛微血管的循環、降低眼壓、改善眼睛疲勞、預防視網膜病變，換句話說就是幫助維護眼睛健康及清晰舒適。

8 **DHA 好油**　我們眼睛的視網膜、感光細胞膜有一半成分都是DHA，它是唯一能通過視網膜屏障進入眼睛的不飽和脂肪酸。主要能緩解乾眼及不適，並幫助視神經發育。而鮭魚、鯖魚中都富含 DHA 好油！

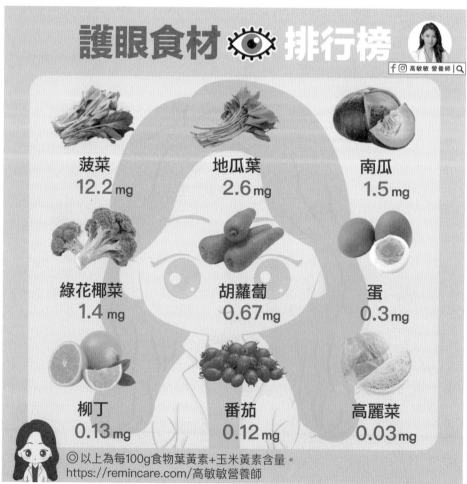

護眼食材 👁 排行榜　f Ⓘ 高敏敏 營養師 Q

菠菜	地瓜葉	南瓜
12.2 mg	2.6 mg	1.5 mg
綠花椰菜	胡蘿蔔	蛋
1.4 mg	0.67 mg	0.3 mg
柳丁	番茄	高麗菜
0.13 mg	0.12 mg	0.03 mg

◎以上為每100g食物葉黃素+玉米黃素含量。
https://remincare.com/高敏敏營養師

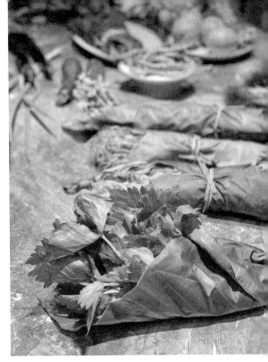

　　講到葉黃素，很多人都會以爲可能是橘黃色類的蔬果比較豐富，但其實不然！看看上面這張葉黃素加玉米黃素的含量排行榜，以每 **100g 的菠菜**來說就含有 12.2mg 的葉黃素加玉米黃素，仔細看下來會發現，像是地瓜葉、綠花椰菜、芥菜等綠色蔬菜含量反而比橘黃色的蔬果來的豐富，算下來每天只要 **1/3 碗的綠色蔬菜**，葉黃素的量就很足夠了！也提醒有在購買保健營養品的朋友，多加留意專利認證、檢驗合格報告等，不清楚的部分也可以詢問醫生及營養師。

　　而除了從食物提升抗氧化功能、減少自由基傷害之外，在生活中也可以過濾對眼睛有害的藍光、保護眼睛細胞、避免病變。建議大家用眼 50 分鐘就要休息 10 分鐘，多看看戶外綠樹花草和遠方來**放鬆眼睛睫狀肌**。

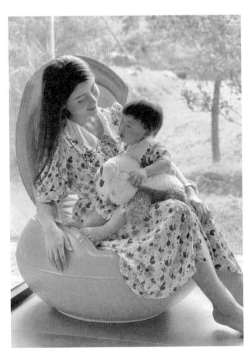

　　也特別叮嚀若常覺得眼睛不舒服、乾澀、視力時好時壞或模糊，表示保養做得不足，建議可以多攝取上述食物、適時休息，若依舊沒好轉務必就醫，希望大家都能內外兼具的保持眼睛健康！如果你也是用眼過度一族，現在知道怎麼保護它們了吧？從飲食來守護靈魂之窗，跟我一起從根本改善吧！

3C 好傷眼，保護視力就靠 8 大營養素好戰友！

39 { 皮膚常泛紅、發癢、發炎？ 11種搶救肌膚提案吃出好肌底！}

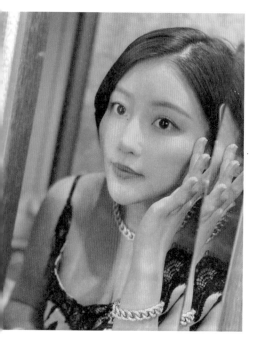

我們每天都吃超進多食物的，如果你是外食族，那應該更有感覺，如果外食吃得比較「猖狂」的那一陣子，皮膚比較敏感的人應該就會開始東抓西抓了，若再加上換季時刻，那就更要不得了，肌膚可能反覆出現泛紅發癢、甚至發炎的情況！許多複雜的加工食品會對我們人體造成不少傷害，而**皮膚就是最直接的受害者**，尤其是皮膚容易過敏、有異位性皮膚炎的人，一定更加困擾！

曾經在攝影棚錄影時，看到一位工作人員不停的東抓西抓，露出的手跟腳可以很明顯的看到紅腫、結痂，甚至還滲出了血水，等錄影結束後我便關心他一下，他說其實他**被異位性皮膚炎**困擾很久了，但在攝影棚最長接觸的就是便當跟外食，雖然知道擦藥就會好，但類固醇的藥膏只是暫時去控制免疫系統，並不能長期改善，讓他非常困擾。

後來我就跟他分享了一些**抗發炎的飲食**，也希望他能多多注重自己的身體，所以這篇就來跟大家分享肌膚過敏、敏感肌、以及異位性皮膚炎到底是什麼？害皮膚敏感發炎的不良習慣有哪些、要怎麼樣避免或改善？最重要的就是奉上皮膚的營養素給大家啦！

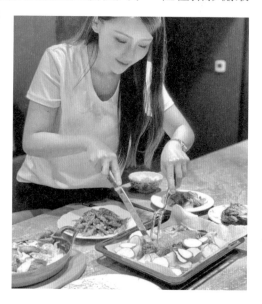

首先，異位性皮膚炎是什麼？簡單來說是**濕疹**的一種，會反覆性的發作，通常是在嬰兒、兒童及青少年身上很常見的慢性皮膚病，不少人長大後也還被困擾著。

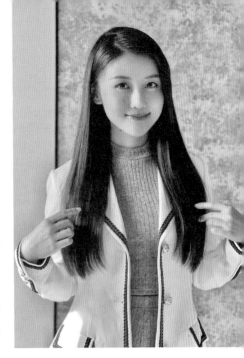

更簡單來說，就是**過敏或免疫系統功能異常**，而造成異位性皮膚炎的真正原因，現在也不是很清楚，總之當遇到一些刺激時，就會讓病情加重，所以飲食改善跟生活習慣也非常重要。

而我在營養諮詢門診時，夏天或季節交替時總有許多患者向我求救，他們常被泛紅、發癢、脫屑等不同症狀困擾，也常發生自以為是過敏，後來才發現是敏感肌。其實很多人傻傻分不清**敏感肌和皮膚過敏**的差別，首先，**皮膚泛紅、發癢**到底是敏感肌還是過敏？過敏是當皮膚接觸

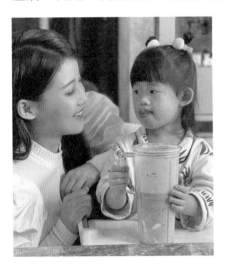

到「**特定過敏原**」而發生的發炎反應；敏感肌則主要是指因受外界刺激，讓皮膚處於**暫時受損狀態**，它並不是一種膚質常態，而有敏感肌膚的人確實比較容易發生過敏情形。換句話說，只要減少外界刺激，敏感肌是可以慢慢穩定下來的，那要如何避免外界刺激？最主要還是要從維持健康的飲食習慣開始，其實很多症狀都可以從**飲食注意及避免**，以常見的敏感肌來說，主要都是**不當的飲食習慣及營養素攝取不足**所造成的。

通常大家遇到上面這些肌膚問題都會用擦類固醇藥膏或吃藥來解決，建議可以從飲食方面著手、由根本解決問題，最重要就是要先想辦法養出**好肌底**，所以「吃什麼」是很重要的！很多飲食都要注意及避免，有些飲食習慣也是造成膚質不穩定的隱形殺手，下面要教大家 6 大「**發炎肌膚的生活守則**」、5 大「**皮膚營養飲食提案**」，就能從根本改善你的肌膚，解決你的困擾喔。

敏感肌膚 飲食提案

不要只擦類固醇

f ⓘ 高敏敏 營養師 🔍

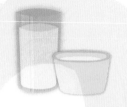
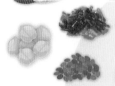
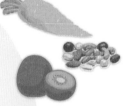

Omega-3好油
降發炎營養素
深海魚、海藻、亞麻籽、堅果

養好腸道益生菌
好菌多壞菌少
腸道黏膜完整、降低過敏

皮膚營養素
維生素A、C、E
鞏固皮膚健康

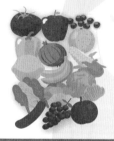
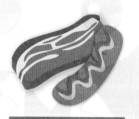
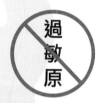

過敏原

彩虹蔬果 天天吃
天然蔬果的植化素
減少慢性發炎體質

少加工、吃原型
長期吃加工食材
易使身體慢性發炎

避開過敏食物
遠離會讓自己過敏的食物

版權所屬 © https://remincare.com/高敏敏營養師

---

① 發炎肌膚的生活守則

⋮⋮ 1. 加工食品不要吃

加工食物中常常會含有味精、人工色素，或是防止食物氧化、變質、腐敗的防腐劑等，都會造成皮膚的敏感、泛紅、發癢、發炎等症狀。若自身又是異位性皮膚炎的患者，更要特別對這些加工食物忌口，而像是香菇、酒精、香腸、熱狗、火腿、丸子、臘肉等，都是屬於加工食品的一類喔。

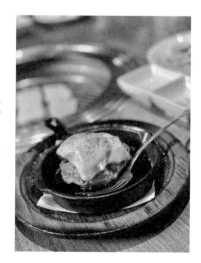

皮膚常泛紅、發癢、發炎？ 11種搶救肌膚提案吃出好肌底！

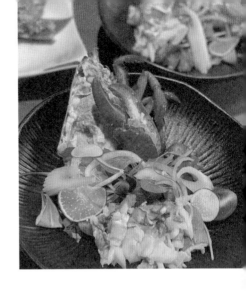

2. 不新鮮的海產不要碰

很多人原本就對海鮮會過敏或不適,如果海鮮又不新鮮,其中的細菌會去分解並產生組織胺,更容易引發皮膚過敏、得皮膚炎的機率,所以建議皮膚炎患者對於螃蟹、蝦子、貝類、魚類等要提高警覺,不新鮮的更是不要碰。

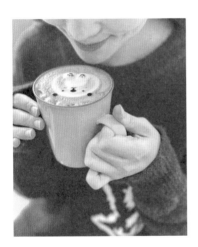

3. 不要攝取過量咖啡因

很多食物中都含有咖啡因,像是咖啡、奶茶、濃茶、可樂等,都會造成利尿排水頻率上升,而通常異位性皮膚炎患者保水能力較差,比起一般人更容易感到乾燥,如果喝了過量咖啡因,又沒有好好補水,可能會出現加重過敏的情形。衛福部也建議,一天的咖啡因攝取量不超過 300mg,如果真的想要攝取,可以控制在這個範圍內,並以黑咖啡、無糖茶為主,少喝含糖飲料。

4. 切勿偏食、忌太油、太甜、太鹹

不均衡的飲食,除了會使營養素不足,肌膚也會缺乏再生的養分,膚況當然也跟著每下愈況!

5. 多喝水

除了保持正確飲食觀念,充足的水份也很重要,缺水的肌膚也會顯暗沉、有細紋。建議每天至少攝取 2000cc 以上的水,使肌膚保有水份有彈性,也能幫助新陳代謝,請記得,喝茶、果汁、汽水等飲料類,都無法取代喝水喔!

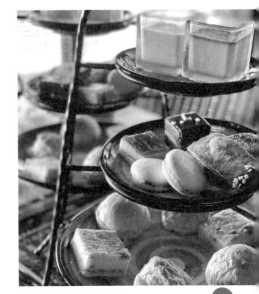

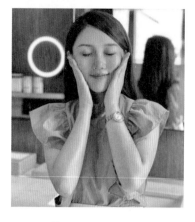

6. 吃好睡好、放鬆心情

飲食正確固然重要，但保持輕鬆的心情、充足睡眠也是降低皮膚過敏發炎機率的方法之一，因為疲勞、壓力大都會讓免疫力變差，讓肌膚情形惡化，臉就容易看起來花花的。

② 皮膚營養飲食提案

1.Omega-3 好油可降發炎

Omega-3 好油是降發炎營養素之一，建議每天可攝取 1 湯匙的堅果，或以魚類來取代紅肉。魚類推薦鯖魚、秋刀魚、鮪魚、鮭魚等各種深海魚，另外海藻、亞麻籽、亞麻籽油、紫蘇油等也都有富含 Omega-3 好油，有助於抗發炎喔！

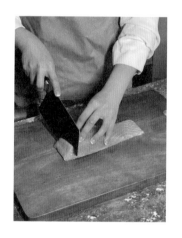

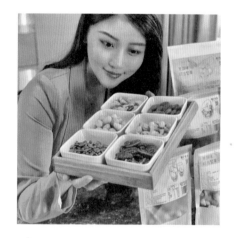

2. 吃好菌 & 好菌愛吃的食物

人體 70% 的免疫細胞是在腸道，所以想要調整過敏體質一定要從腸道開始調整。好菌有助免疫系統平衡、減少過敏，平時可以多吃好菌跟**好菌愛吃的食物**，像是優格、優酪乳等，保持好菌多、壞菌少，良好的腸道黏膜更能降低過敏機率！

3. 皮膚的營養素：ABCE

可以多攝取能鞏固皮膚健康的營養素，像是維生素 A、B、C、E，平時可以從紅蘿蔔、奇異果、堅果做補充，或是在烹調用油上慎選一些合適油溫的好油脂。其中維生素 A 就是幫助我們黏膜濕潤的重要角色，粘膜只要健康濕潤，細菌跟病元菌較難依附，自然就比較不容易有肌膚敏感發炎的情形；B 群能幫助新陳代謝、安定神經、減少皮膚油脂分泌過多。可以從全

穀類，像是糙米、全麥、燕麥來補充，或是堅果類，芝麻等攝取，還有綠色蔬菜、豆乾、豆腐、豆漿等豆類也都有豐富的維生素 B 群。

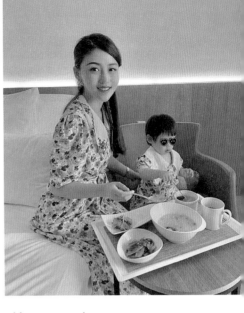

維生素 C 可以幫助膠原蛋白的合成，屏障我們的肌膚，還能幫助美白、抗皺紋、加快傷口癒合速度、避免曬斑產生；而維生素 E 是脂溶性的維生素，也是抗氧化劑非常強大的物質，當維生素充足時，你就會發現皮膚跟毛髮變得比較光滑、柔亮。

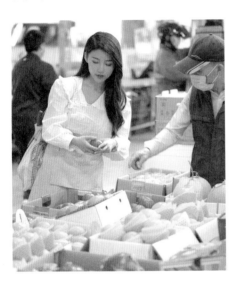

4. 彩虹蔬果天天吃

天然蔬果的**植化素**對人體有保護作用、能減少慢性發炎體質。反之若是飲食不均衡，就會導致營養素不足，肌膚也會缺乏再生的養分，膚況當然就會每下愈況！可以多吃含**維生素 B、C** 的蔬菜水果，少吃辛辣、刺激食物，來維持內分泌的正常平衡，平時也要多注意勿偏食、不要太油、太甜、太鹹等。

5. 礦物質鋅

足夠的礦物質鋅才能維持皮膚、毛髮、指甲、口腔黏膜的健康，而牡蠣、動物肝臟、紅肉、堅果、種子、乳製品、茄子、蛋黃等食物都富含礦物質鋅。

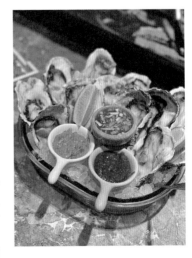

　　以上的營養素都能幫助維持皮膚健康，若是想改善皮膚一個都不能忽略喔！想要改善皮膚問題，從吃下手是最快速、最自然的方式，畢竟透過飲食調理，才能從體內真正改變，同時降低過敏機率。也建議保養品成份越簡單越好，選擇溫和、少負擔、無

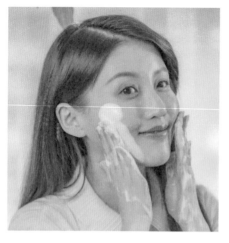

添加香料、防腐劑、無礦物油、無酒精的，並找到適合自己的保養品，畢竟有時候「**別人的蜜糖可能是你的毒藥**」，不要流行什麼就盲目追求。

還要記得控制洗臉水溫、減少摩擦皮膚的機會，千萬不要**過度清潔**！畢竟當肌膚處於不穩定的敏感狀態時，又加上不必要的刺激，這都些是導致敏感肌更嚴重的原因，同時也會一併洗掉深層的皮脂、破壞皮膚表面的保護膜，讓肌膚失去自我調節修復能力。如果洗完臉發現乾燥緊繃、些微紅腫，就表示應該降低清潔強度了！敏感肌最怕溫度及濕度的劇烈變化、空污、陽光、灰塵等，所以建議出門時要把**防曬**做好做滿，避免陽光的再次傷害。

另外，疲勞跟壓力都會讓免疫力變差、讓肌膚情形惡化，**臉就容易看起來花花的**，敏感肌也因此跟著找上門！所以吃好睡好都是維持肌膚的關鍵，建議大家找出最根源性的問題，針對源頭去處理，才能徹底的改變體質。也希望大家不要小看皮膚過敏發炎，或者認為沒有復發就可以輕忽，其實只要發炎的物質還存在，那它就是一顆未爆彈，如果不積極改善或治療，更可能導致心血管疾病等風險，千萬不能忽視喔！

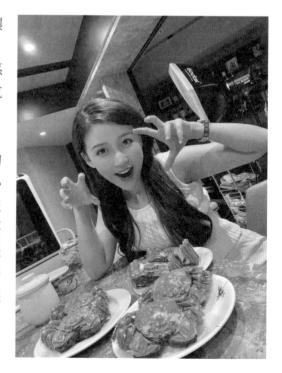

國家圖書館出版品預行編目 (CIP) 資料

高敏敏教你這樣吃最營養、補最多！/高敏敏作. -- 初版.
-- 臺北市：獨売出版 , 2022.02
　面；　公分 . -- (名醫的餐桌日常；1)
ISBN 978-986-06418-2-0(平裝)

1.CST: 健康飲食

411.3　　　　　　　　　　　　　　111001438

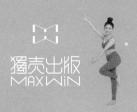

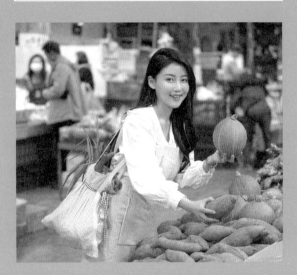

吃貨營養師 01

高敏敏 教你這樣吃

自己就是全家人的
營養顧問

營養好、
補最多、
瘦最快！

最權威營養師的餐桌日常和
營養懶人包大全

作　　　　者 ─ 高敏敏

發　行　　人 ─ 馮淑婉
責　任　主　編 ─ 陳安儀、SELENA
出　版　發　行 ─ 獨売出版
台北市大安區安和路二段 7 號 8 樓之一
電話◎ (02)8522-5822 傳真◎ (02)8521-1311
Email：win66@win-wind.com.tw

封　面　設　計 ─ 李涵硯
攝　　　　影 ─ 創新聯合整合行銷
內　頁　原　創 ─ 超好祿工作室
內　頁　設　計 ─ Jin

初　版　一　刷 ─ 2022 年 3 月 15 日
法　律　顧　問 ─ 永然聯合法律事務所

趨勢 趨勢文化出版集團
Printed in Taiwan
本書定價◎ 370 元
WZA8002
時報總經銷